面部注射填充术并发症防治

필러 부작용 — 괴사·실명

原　著	고익수〔高益秀〕	高益秀整形外科医院
主　译	李　东	北京大学第三医院
	崔相哲	北京汇恩医疗美容诊所
主　审	陈光宇	中国医学科学院整形外科医院
	陈敏亮	中国人民解放军总医院第四医学中心
译　者	薛志强	中日友好医院
	张　昭	北京汇恩医疗美容诊所
	赵诚和	北京汇恩医疗美容诊所

人民卫生出版社

The original edition was published in Seoul，Korea
under the title

Filler Complication：*Necrosis* • *Blindness*
By IK SOO KOH

©2015 by ILCHOKAK，Seoul，Korea

图书在版编目（CIP）数据

面部注射填充术并发症防治 /（韩）高益秀原著；
李东，崔相哲主译 . —北京：人民卫生出版社，2019
ISBN 978-7-117-28481-3

Ⅰ.①面… Ⅱ.①高…②李…③崔… Ⅲ.①面 – 整
形外科手术 – 并发症 – 防治 Ⅳ.①R622

中国版本图书馆 CIP 数据核字（2019）第 092260 号

人卫智网 www.ipmph.com	医学教育、学术、考试、健康，购书智慧智能综合服务平台	
人卫官网 www.pmph.com	人卫官方资讯发布平台	

图字：01-2019-3246

面部注射填充术并发症防治

主　　译：李　东　崔相哲
出版发行：人民卫生出版社（中继线 010-59780011）
地　　址：北京市朝阳区潘家园南里 19 号
邮　　编：100021
E - mail：pmph @ pmph.com
购书热线：010-59787592　010-59787584　010-65264830
印　　刷：北京盛通印刷股份有限公司
经　　销：新华书店
开　　本：889×1194　1/16　印张：9
字　　数：194 千字
版　　次：2019 年 8 月第 1 版　2019 年 8 月第 1 版第 1 次印刷
标准书号：ISBN 978-7-117-28481-3
定　　价：128.00 元
打击盗版举报电话：**010-59787491**　E-mail：WQ @ pmph.com
（凡属印装质量问题请与本社市场营销中心联系退换）

序

　　很荣幸能够翻译高益秀医生的《面部注射填充术并发症防治》一书。高益秀医生早年毕业于韩国汉阳大学医学院，获得成形外科专科医学博士学位，是大韩整形外科学会正会员、大韩美容整形外科学会正会员、大韩整形外科医师会正会员。除了开设有自己的整形外科医院外，高益秀医生还曾兼任汉阳大学医学院整形外科、仁济医科大学白医院整形外科、乙支医科大学整形外科等客座教授的职务，并在韩国多个协会、论坛担任重要职位。目前，他与韩国皮肤科医师学会共同组建了微整形学会（Association of Petit Aesthetic Surgery）并担任会长。在韩国国内和国际学术交流活动中都有他活跃的身影。

　　用高益秀医生自己的话说，他的性格是喜欢立竿见影，喜欢探索未知。他自 2000 年以前就开始微创整形外科领域的研究，特别是在肉毒毒素注射、面部填充剂注射及其并发症防治方面有自己的独到之处。高益秀医生对于微创整形临床并发症的发生、发展和预后有着深入的研究和丰富的防治经验。他提出了注射压力、容量、注射部位、挤压、肌肉收缩等是填充剂注射后并发症发生重要诱因的论点，并形成了一系列针对性的预防和处理措施。

　　该书引用了大量临床案例，配有丰富的照片资料，归纳并总结了不同并发症产生的原因、鉴别诊断方法，并根据发生机制、症状和发病过程等提出了预防、术后即刻、早期、中期和远期的规范的治疗方案。

　　最后衷心地祝贺高益秀医生此书的出版，希望这本书能对我国从事微创整形的医生提供有益的帮助，使广大求美就医者受益。

李　东

北京大学第三医院成形外科

中国整形美容协会副会长

前　言

我喜欢立竿见影。

正因为我性格急，需较长时间来等待结果的事情不太适合我。因此术后即刻就能见到确切效果的微整形作为我的专业是很适合的。

我喜欢探讨。

喜欢分析当前所发现的结果，这是我性格中的优点。思考"为什么""什么原因"的过程让我一直很兴奋。一些整形外科医生的早期观点认为肉毒毒素（botulinum toxin）注射和填充剂（filler）注射是没有技术含量的，因此对其不够重视，但这两种注射对我来说一直都是感兴趣的话题。

我享受开辟一条新路的过程。

对于别人没走过的路、未知的领域，我一直怀有无限的憧憬。我认为发现新的路或开拓未知的领域是很令人激动的事。在向大家介绍新路之后，继续寻找其他未知的方向让我感到很满足。这样的性格有时是优点，但有时也会让我内心纠结，这种纠结让我痛苦，但我还是坚信自己很适合从事微整形领域的研究。

刚开始开展注射填充术的时候，这个领域的知识体系还比较缺乏，相关领域也没有权威的专家。因为当时整个微整形市场还处于初始阶段，是和同时代的整形外科医生的认知有很大区别的一个新的领域。2004年成立的微创整形研究会（译者注：即韩国微创整形研究会）是我同和我观点一致的整形外科医生一起组织的。2009年召开的第一届国际微创整形外科大会（the 1st International Congress of Minimal Invasive Plastic Surgery）是以韩国医生为骨干创建的最初的微整形研究领域的国际学术会议。2011年在曼谷和上海召开的第二届国际微创整形外科大会为韩国微整形带来了大范围的推广机会。

由于"微整形的发展需要联合皮肤科医生共同参与"这一观点引发了

我与部分整形外科医生之间的争议，因此，2012 年我倡导并与韩国皮肤科医师学会共同组建了微整形学会（Association of Petit Aesthetic Surgery，APAS），并将其发展到现在。

像其他新理论的出现一样，微整形也慢慢地占据了现有的部分整形外科领域。当然，不断受到的压力和限制也是必然的。只有经历这样的困难，微整形事业才会更加强大。我相信以后我们会愉快地怀念曾经痛苦的时期。

经历了一段非常艰难的时期之后，一路走来的许多同仁现在已在微整形注射填充领域收获了独一无二的研究成果，于是我有了编写一部专门的书籍传播给大家的想法，所以有了这本书。

这本书是"微整形"系列的第一本书，目前微整形行业中最重要的话题就是关于注射填充术并发症的深度诠释。本书详细地介绍了多种注射填充术并发症的案例与我个人的处理方案。我计划今后在这一系列书中把整个面部分为八个部位进行系统地研究。非常期待当面部填充、肉毒毒素注射理论的"微整形"丛书完成后，微整形领域在美容整形中能占据一定的地位。今后，我会继续与微整形学会的同仁们一起奋斗！

非常感谢为本书出版作出贡献的林特医药的林虎董事长，以及北京汇恩医疗美容诊所的崔相哲院长、赵诚和院长。未来，相信林特医药和北京汇恩医疗美容诊所将成为满足求美者需求和治疗注射填充并发症的重点核心机构。最后，向我的母亲李花子致谢。

高益秀

韩国微整形学会会长

目　录

第 1 章　填充剂临床应用的并发症分类
Classification of Filler Complication 1

一、注射填充术后求美者不满意的种类及原因 2

二、并发症的分类 3

（一）淤青和肿胀 3

（二）红斑 5

（三）感染 11

（四）坏死 18

（五）血管阻塞（栓塞） 19

（六）填充剂的移位 23

（七）透光现象和丁铎尔现象 35

（八）过敏（allergy） 40

（九）皮肤瘢痕纹 41

（十）组织反应和肉芽肿 42

参考文献 49

第 2 章　危险部位的注射　Dangerous Region 51

一、注射填充的危险部位 52

（一）皮肤较厚的部位 52

（二）皮下层 55

（三）末端区域 67

（四）血管孔 67

二、安全部位 68

三、危险部位的特点和注射方法 69

（一）眉间 69

（二）额部 71

（三）鼻根 73

（四）鼻尖 74

（五）鼻翼 75

（六）眶下孔 75

（七）鼻唇沟 78

（八）颞区 79

参考文献 82

第 3 章　坏死　Necrosis 83

一、坏死的定义和发生原理 84

（一）定义 84

（二）发生机制 84

二、坏死的分类 86

（一）局部性坏死 86

（二）扩散性坏死 100

参考文献 113

第 4 章　视觉并发症　Visual Complication 115

一、发生机制 116

二、症状及发病过程 122

三、原因 122

四、治疗 124

五、预防 127

参考文献 132

第1章

填充剂临床应用的并发症分类
Classification of Filler Complication

　　采用填充剂注射方法行面部美容手术是微创整形手术中的一种方法。比较有代表性的有 A 型肉毒毒素注射和透明质酸注射填充。现在微整形行业最常用的透明质酸填充剂，因其能注射到皮肤各个层次以减轻瘢痕、皱纹，并有改善轮廓的效果，已成为很受欢迎的微整形技术。注射填充是医生较容易掌握的简单注射技术，但该技术是注射在肉眼看不见的皮肤深层，从而改善外形，因此需要充分地了解解剖学和各类填充剂的特点，否则操作不当会引发诸多并发症。

　　准确的注射填充会提高求美者满意度，进而改善求美者的生活质量。但意外出现的并发症会给求美者和医生造成很大的困扰。虽然填充术相比其他整形手术来说更为安全，但即使是微小的并发症出现也会让求美者和医生恐慌。所以，医生须充分地掌握注射填充的并发症及其发生规律才能更安全地操作。即便如此，也要提前告知求美者术后还是有可能出现肿胀、疼痛、淤青等轻微不良反应。本章通过对注射填充术并发症进行全面、系统地分析，向读者介绍更安全的注射填充方法，以供参考。

一、注射填充术后求美者不满意的种类及原因

注射填充术是当今整形行业内一种不可或缺的技术。填充剂使用量比过去有更迅速的增长，使用范围除了面部，还包括丰胸等体型改善。现在，注射填充术的对象范围还包含了以前只能通过手术改善的鼻部。但随着填充剂使用范围的扩大，并发症也随之增加。这其中最常见的原因与治疗次数增多有关。失明或组织坏死等严重并发症的发生频率也逐步上升。表1-1展示了注射填充术后求美者不满意的类型。

【表1-1】 求美者不满意的类型

根据表面状态	形状不规则
	主观感觉填充剂扩散
	主观感觉填充剂透光
	主观感觉填充剂移位
根据触觉	感觉硬
	可触及
	摸不出来
	在其他部位摸得出来
根据主观感觉	变钝
	变薄
	感觉奇特

造成这些不满意的原因可能如下：

- 医生操作不当；
- 求美者术后管理不当；
- 填充剂的特性不同；
- 求美者个人喜好。

导致不满意的原因通常不止一个，一般都是两三个原因综合引起的。比如注射后出现不规则形状可能有医生操作不当的原因，但术后填充剂扩散到周围也可能由于其本身柔软的特性被皮肤张力压迫后引起，求美者自己按压注射部位发生变形等其他原因也要考虑。因此，术前术后拍照、记录注射填充部位的形态变化会帮助找出并发症的原因，所以，注射填充应该留存好术前术后对比照片。

二、并发症的分类

填充剂的自身特点导致注射填充的并发症会有一个固有的过程。在临床上很重要的是症状出现的时间点，仔细观察各症状出现的时间点可较容易判断并发症的原因并确定治疗方案（表 1-2）。

【表 1-2】 **根据并发症出现的时间分类**

术后即刻	淤青、肿胀、红斑、失明
初期（1 天 ~1 周）	肿胀、红斑、感染、皮肤炎症、过敏
后期（1 周后）	色素沉着、皮肤坏死、反复的组织反应和肉芽肿、填充剂移位

（一）淤青和肿胀

是最常见的轻微并发症。淤青是皮肤从酒红色变成红色，再到黄色，最后消失的过程。淤青范围较大时每阶段都能看到相应的颜色改变。淤青是血管破坏后血液淤滞在组织内引起的现象。靠近皮肤表面时首先看到红色，但在初期，皮肤深层的红色不明显，一段时间后红色慢慢移动到皮肤表面，会更明显。偶尔因为重力的影响，红色出现在损伤血管的下面，这是由于血液跟着皮下组织向深层移动的原因。

肿胀一般是 24~48 小时后出现，表现为注射部位比注射后即刻更肿，直到慢慢消失。这些现象需要告知求美者，以免术后第 2 天求美者更肿胀时感到惊慌。除了这些正常的肿胀以外，还会出现术后过多的皮下出血引起的肿胀硬块。以羟基磷灰石钙（calcium hydroxyapatite）为主要成分的瑞得喜微晶瓷（Radiesse®）和以聚己酸内酯（polycaprolactone，PCL）为主要成分的易丽适（Ellanse®）的特点是术后会持续 2 小时的肿胀，所以术后需要仔细观察注射部位。发生持续性肿胀时，要询问求美者症状在术后发生的时间点和加重情况，48 小时后肿胀未缓解反而更加重的情况需要进行抗感染的治疗措施（表 1-3）。

【表 1-3】 不同时间段的肿胀原因

术后即刻	严重皮下出血引起的血肿
2~4 小时	是 Radiesse®、Ellanse®填充剂的本身特性
24~48 小时	正常的肿胀
48 小时以后	肿胀加重且出现疼痛等是炎症反应的表现
1 周以后	术后肿胀消失后又反复出现肿胀的是组织反应的表现

1. 治疗

缓解淤青和肿胀有几种方法。其中化瘀软膏、维生素 K 软膏、LED 光线治疗较常用。在医院进行的冰敷可以预防淤青出现，但过多按压可能使填充剂移位，因此不要让求美者在家自己冷敷。

2. 预防方法

淤青常出现的位置不是皮肤深层，而是穿刺的位置。穿刺的次数越多，淤青越容易出现。一次性注射的长针（线性注射技术，linear threading technique）比多次注射的短针（连续穿刺技术，serial puncture technique）

引起的淤青要少。穿刺后轻柔地推进会比暴力推进引起的组织和血管损伤要少。轻柔地穿刺且针头进入的层次是解剖上出血少的无血管层（avascular layer）相比其他层次会有效减少淤青。比如鼻部注射时在骨膜和软骨膜上注射较好，该层次的血管比其他层次相对少，有利于减少淤青。掌握各个注射部位血管分布疏密情况以及熟悉重要血管的走行方位是比较重要的。有时给女性求美者注射时能看见皮肤下的微细血管，所以在明亮的环境下注射更容易避开血管，以减少淤青的出现。

（二）红斑

注射后 10 分钟内出现的暂时性的红斑（erythema）是正常反应。但红斑持续 1 天以上表示组织血流有障碍。主要原因是组织被注射的填充剂压迫引起的血液循环障碍。填充部位的皮肤会慢慢扩张致使压力减少，这时填充剂压迫导致的周围压力也减少，因此红斑会慢慢消失。由此可见，红斑是最轻微的压迫血管反应。如果压迫严重的话会发生组织坏死，因此红斑出现时需要仔细辨别是否会发展成坏死。

1. 原因

红斑常出现的原因是填充剂周围组织的空间不够导致的。比如鼻部，注射鼻背时填充的压力容易分散到周围组织，但鼻尖的皮肤层相比鼻背较厚且紧实，是不容易分散填充压力的一个孤立部位，独自承受填充压力较容易出现红斑。

以往手术后遗留的瘢痕可引起血管变形，在皮肤下生成的包裹填充剂的包膜，这样会与皮肤组织之间形成血流障碍，就会出现红斑。而且以聚甲基丙烯酸甲酯（polymethylmethacrylate，PMMA）为主要成分的爱贝芙（Artecoll®）和以羟基磷灰石钙为主要成分的瑞得喜微晶瓷（Radiesse®）填充剂经常在注射部位形成一些致密层，并会阻碍血流，这样当再次注射时则需比上次注射的层次更深。因此注射这些产品后需观察血流障碍的情况（图 1-1，图 1-2，图 1-3）。

图 1-1

求美者鼻部手术后的红斑和自然治愈

这位求美者曾进行了开放式鼻整形术和鼻翼缩小术，切开植入假体后发生鼻尖血管走形改变。鼻尖注射透明质酸 0.2ml 后出现了持续 2 周的红斑，未经治疗 2 个月后红斑消失。鼻整形术后由于血管走形改变，求美者更易发生红斑的现象。

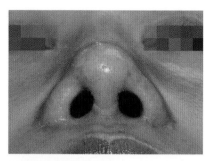

A 鼻部微整形手术前

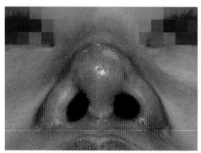

B 注射后当天，鼻尖皮肤出现大范围红斑

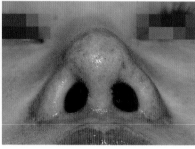

C 注射后 2 周，鼻尖皮肤颜色改善很多，局部有红斑

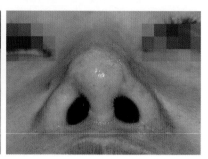

D 注射后 2 个月，红斑消失

图 1-2

数次鼻部手术后求美者的红斑和使用透明质酸酶治疗

图示数次手术后有严重瘢痕的求美者。鼻尖注射 0.1ml 透明质酸后，注射部位立刻变得苍白，立即停止注射。术后 3 天，在红斑部位注射透明质酸酶后有所改善。

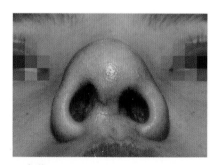

A 术前

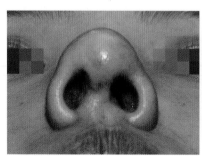

B 术后即刻

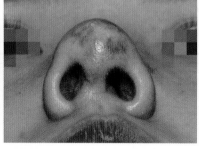

C 术后 3 天，出现红斑，透明质酸酶注射前

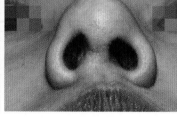

D 术后 3 周，红斑消失

图 1-3
聚甲基丙烯酸甲酯（PMMA）填充剂爱贝芙（Artecoll®）注射后求美者的红斑

　　曾注射过 PMMA 填充剂 Artecoll® 的求美者，再注射 Aquamid® 后，原 PMMA 注射层发生了血运障碍。原 PMMA 注射部位出现了红斑，未经治疗，3 个月后逐渐恢复正常。

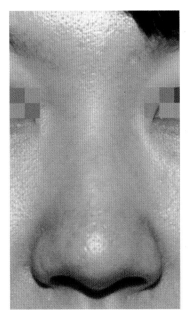

A 术前

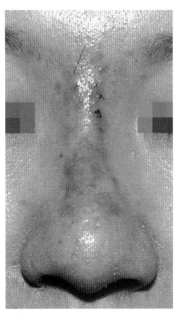

B 术后 10 天

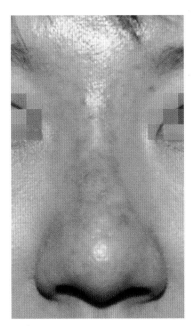

C 术后 14 天

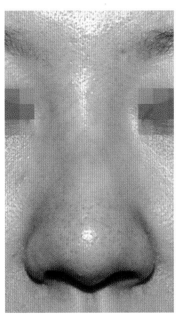

D 术后 3 个月

2. 治疗

治疗红斑的基本方法是减压（decompression）。因为红斑是由组织压迫引起血流障碍而引起的，所以尽快减压是阻断坏死过程的关键。迫切需要减压的情况如下：

- 注射部位肤色立刻变白时；
- 注射 10 分钟后出现的红斑逐渐加重时；
- 注射部位张力（tension）过大时；
- 注射后第 2 天红斑加重，同时有疼痛感。

根据填充剂种类的不同应选择不同的减压方法。

如果使用的是透明质酸（hyaluronic acid）填充剂的话应立即注射透明质酸溶解酶（hyaluronidase）。需要充分地注射透明质酸溶解酶才能确保有效溶解。如果不舍将填充剂都溶解掉而只注射少量溶解酶的话，无法及时阻断坏死的过程。所以笔者推荐在再次注射透明质酸前，要彻底溶解之前注射的透明质酸并观察组织的安全情况。笔者平时使用 1 小瓶溶解酶（1 500U）配 1~1.5ml 生理盐水，为了减压，生理盐水配量也会减少，以预防注射液引起的其他压力。

如果使用的产品为 Bio-Alcamid®填充剂［译者注：一种来自意大利的注射填充剂，有效成分为聚脘基胺水凝胶（PAIG）］或以聚丙烯酰胺凝胶（polyacrylamide gel，PAAG）为主要有效成分的 Aquamid®填充剂，则应首先用 18G 针头穿刺，针管上加负压后吸出填充剂。若无法处理，应及时送往专业医院（图 1-4）。

Radiesse®填充剂注射后大概 2 周内会维持液体状态，但当载体凝胶成分（carrier gel）消失后会慢慢固化，只残留钙颗粒。所以，用注射器处理的话必须在 2 周内进行（图 1-5，图 1-6，图 1-7）。

图 1-4

清除鼻部注射的 Aquamid®

用注射器负压吸除 7 年前鼻部注射的 Aquamid®。

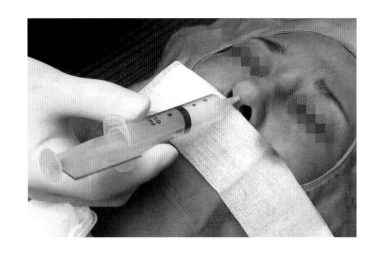

图 1-5

清除 Radiesse®（术后 2 周内）

术后 2 周内 Radiesse®填充剂还为液体状态时可以用负压吸取方法清除。

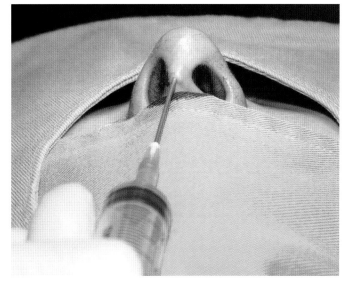

A 用 18G 针头的注射器负压吸除 Radiesse®

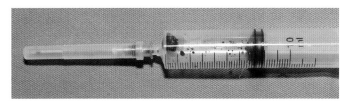

B 用负压吸出的 Radiesse®

图 1-6
Radiesse®清除（术后 2 周后）

　　术后 2 周后 Radiesse®变成固态并同周围组织相结合，此时已不能用注射器来进行负压吸除，需要小切口吸取或直接切开清除。

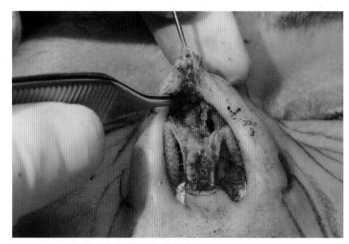

Radiesse®术后 3 个月后已变成固态

图 1-7
清除 Radiesse®（术后 2 周后）

　　鼻部手术时可通过切口看见体内的 Radiesse®。

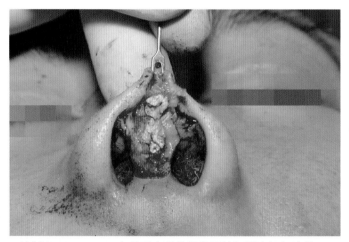

A 注射 Radiesse® 6 个月后变硬的钙化颗粒与周边组织连接

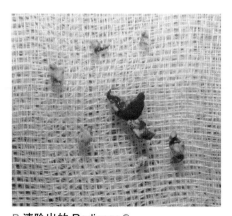

B 清除出的 Radiesse®

图 1-8
Evolence®术后形态

在眼睛下方皮下注射的 Evolence®，3 个月后变硬且出现肉眼可见的变化。

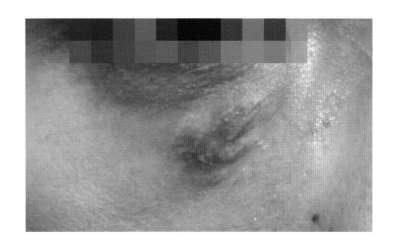

使用聚甲基丙烯酸甲酯（PMMA）填充剂爱贝芙（Artecoll®）术后 1~2 周内可以用注射器处理，之后填充剂会跟组织融合，只能通过手术方法处理。但 PMMA 材质较硬，被称为"人工骨"，且与组织结合较紧密，不易清除。

胶原蛋白（collagen）填充剂 Evolence®也是在注射后 1~2 天开始变硬。用注射器处理较难，需要先刮除后再吸取出（图 1-8）。

减压后可用头孢类抗生素和消炎药预防更严重的缺血性损伤。轻微的缺血性损伤引起的红斑，减压后颜色和疼痛感可立即改善，但严重损伤时会出现皮肤剥脱或皮肤感染，减压后如红斑未好转反而加重可以判断为血管压迫损伤严重，迫切需要进一步的治疗措施。

（三）感染

感染的原因有很多种（表 1-4）。注射剂污染是感染原因之一，但实际上，注射剂污染引起的感染较少见。如果是注射剂污染的话，同批生产的其他注射剂也应会出现感染，但这样的情况不多见。其实，多次穿刺后针头上的细菌进入皮下引起感染的情况更多见。所以，穿刺的次数要尽量减少或 2~3 次穿刺后换新针头，这样较安全。

【表 1-4】 感染的原因

感染的原因	注射剂污染
	全身性感染状态
	过量注射引起的局部缺血（ischemia）
	求美者现有的皮肤感染
	求美者的生活习惯

　　未彻底消毒从而引起不达标的无菌状态（aseptic condition）也容易出现感染。所以反复强调彻底地消毒是必需的。

　　现有的皮肤感染部位应尽量避免注射。如果是非活动性感染，待皮肤炎症反应消失后再注射是基本原则。

　　术后求美者自己习惯性地挤压和按摩也是感染原因之一，需向求美者充分地说明注意事项。最需要注意的是过量注射而压迫血管引起的缺血性障碍，可使皮肤防御机制降低而出现感染。大部分术后发生的红斑和持续性疼痛，以及红斑持续 2 天后出现的感染，均可以考虑是因缺血性障碍引起的，需要积极地治疗。

1. 症状

　　感染可分为血液循环障碍的感染和普通感染。血液循环障碍的感染大多与过量填充注射有关。术后马上出现的红斑是填充在有限空间内暂时影响血液循环引起的正常反应。如张力合适，则皮肤表面积拉大后血液循环会改善，红斑就会慢慢消失。但过大的张力引起血液循环障碍，可出现持续性红斑。

　　红斑持续 48 小时后出现的感染是由血液循环障碍引起的，但没有持续性红斑、只出现感染则是血液循环障碍以外的普通原因的感染。两者的区别为是否存在前期的持续性红斑，而注射 48 小时后出现的感染的情况是一样的。血液循环障碍的缺血性坏死引起的感染或严重压迫血管时引起的感染会在 36 小时内出现，即使是轻度压迫血管也可在 72 小时后出现轻微感染。而普通感染存在细菌繁殖的过程，非典型的普通感染在术后 2~5 天就可能出现。这两种感染可分为术后 72 小时之内出现的缺血性坏死感染和 72 小时之后出现的普通感染（图 1-9，图 1-10，图 1-11）。

图 1-9

透明质酸填充剂 Perfectha® 注射后出现的缺血性坏死

鼻尖注射透明质酸填充剂 Perfectha® 后第 4 天。术后 48 小时开始出现脓疱，并开始扩散的典型缺血性坏死过程。

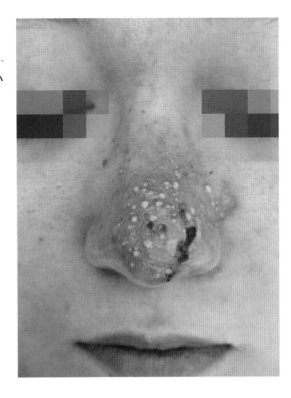

图 1-10

注射透明质酸填充剂后出现的全面性感染

鼻部注射透明质酸填充剂后 48 小时内出现全面性感染，可见缺血性坏死过程中出现的脓疱。

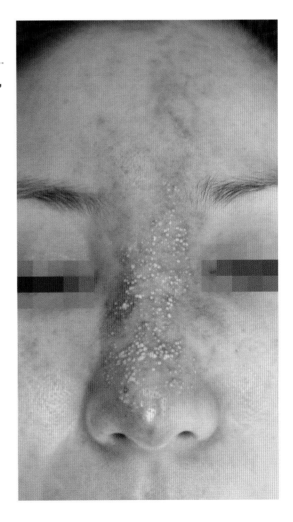

图 1-11

注射 Aquamid®后出现的普通感染

　　注射 Aquamid®后第 5 天发现感染。抗生素治疗 3 周后局部感染并未完全清除，采用负压吸取的方法清除了填充剂和脓。

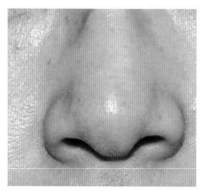 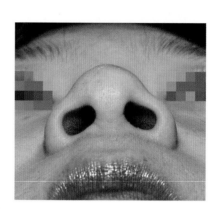

A 聚丙烯酰胺水凝胶（PAAG）注射术前

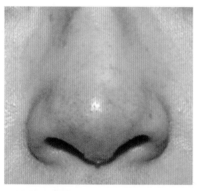 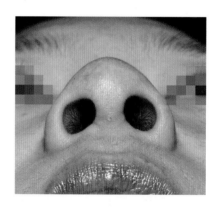

B 注射后即刻

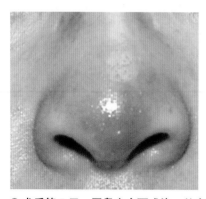 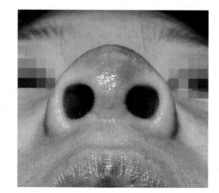

C 术后第 5 天，因鼻尖全面感染，处方并使用抗生素

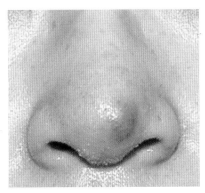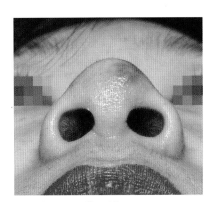

D 术后第 3 周，局部仍存在小范围感染，用负压方法吸除填充剂

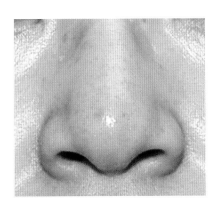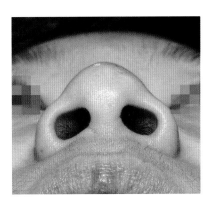

E 清除后第 6 个月，没有感染症状的正常状态

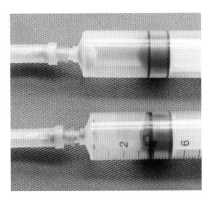

F 吸除出的填充剂和脓

因此感染发生的时间是辨别发生原因的重要依据。一般来说，感染发生在术后 48 小时后，但按照 72 小时作为标准可对感染发生原因进行分类，见表 1–5。

【表 1–5】 感染发生的原因

72 小时之内	现有的感染（皮肤炎症、痤疮等）因填充加重
	重度血管压迫引起的血液循环障碍
	有免疫系统疾病
72 小时之后	填充剂里有微量细菌
	强力的抗生素导致细菌繁殖缓慢
	注射后而非注射中造成的感染（生活习惯导致）

2. 治疗

对细菌引起的普通感染，如症状轻微的皮肤感染，可经验性使用抗生素进行治疗，以防感染进一步加重。但如果在感染灶中存在细菌跟填充剂混合的情况下，治疗需同步清除填充剂。因为被细菌污染的填充剂已不再是单纯的填充剂，而是异物，这时的填充剂会影响抗生素对细菌的治疗效果，其产生的屏障（barrier）作用反而加重感染。所以初期怀疑感染时，可使用喹诺酮类（quinolone）强力抗生素 5 天，若没有改善或感染加重时应及时清除填充剂。笔者个人更倾向于怀疑感染时尽早清除填充剂，再开始抗生素治疗。

治疗缺血性坏死引起的感染最重要的是解决感染的原因。因此，针对血运障碍导致缺血性坏死形成的感染，最好的解决方案是减压。但是，减压时对严重感染部位注射的透明质酸酶（hyaluronidase）如果破坏了炎症屏障（inflammatory wall），就可能导致感染扩散。因此，注射溶酶时应尽量避开感染的组织，经正常组织准确注射到填充层次，溶解酶应稀释到正常浓度的 1/2。尽可能远离感染部位。但有时，溶解酶要注射到填充剂和感染灶相混合的部位。这时要考虑感染的扩散，尽量只穿刺一次，减少组织水肿和损伤，并在短时间内结束。要避免穿刺次数过多，穿刺时应减少针头的来回运动，并在穿刺之前先决定好穿刺到什么层次和推注多少剂量。

抗生素是治疗感染的基本方法。常用的抗生素是喹诺酮类，但感染初期或不严重时可以用头孢类抗生素。感染严重时需要静脉给药，普通情况下使用口服药即可。抗生素只是减少感染的辅助方法而已，并不能阻断感染。血液循环障碍引起的感染由于损伤部位的循环不好，即使是强力的抗生素也只有少量能够达到感染灶。因此，需要用比静脉或口服抗生素更有针对性的换药方法来清理脓肿和保护损伤组织。

感染时皮肤首先开始出现红斑，48 小时后出现脓肿并逐渐扩散。脓肿是缺血性坏死破坏皮肤防御机制后正常菌群（normal flora）变成致病性细菌的一种感染变异的现象。慎重排脓是治疗脓疱的方法。"慎重"的意思是要注意避免强刺激损伤到脓疱周围的皮肤组织。脓疱消失后周围组织会恢复正常，不要像处理正常组织那样处理感染组织。脓疱的周围组织也可见缺血性坏死，比正常皮肤组织更加脆弱。因此，粗暴地操作会导致组织的剥脱以及更严重的瘢痕和组织缺损。处理脓疱时，尽量在保护好组织的情况下只清理脓疱，轻轻地按压患部排出皮下潜在的脓液。

48 小时以后脓疱加重，需每天换药 2 次，持续排脓直到感染减轻，让感染部位组织损伤减至最小化。换药时先清理脓疱再轻柔涂聚维酮碘（碘伏），并外敷凡士林纱布来预防伤口的干燥。在排脓和排液过程中摘取患部贴紧的纱布时，凡士林可防止将损伤组织粘连分离。这是减少皮肤缺损的一种方法。碘伏有杀菌功能，但对缺血性组织损伤部位有毒性作用，所以感染严重时再使用。

换药最重要的是不让伤口部位干燥。没做好脓疱清理就盖住伤口的话伤口部位会变干。从损伤的组织中排出的组织液和脓液的混合物会变成硬硬的痂（scab）。痂下的脓液可导致感染扩散到周围皮下并影响新生组织生长，加重皮肤缺损。因此，使用凡士林纱布提前预防结痂是很重要的。但已经有结痂的话，需要使用过氧化氢仔细清理。

换药后贴纱布时不要加压，压迫对缺血性损伤没有好处，反而有负面的影响。

一般来说经治疗后的感染会在7天内改善。7天以后，因皮肤损伤，部位可出现棕色色素沉着（skin pigmentation），可维持2个月，也可有色素沉着加重现象，注意防晒的话3~4个月后可完全恢复原来状态。已产生色素沉着时不建议用激光治疗，先用防晒霜，等待皮肤组织的修复来自然改善色素沉着。

最近有报道用干细胞、富血小板蛋白（platelet rich protein，PRP）和表皮生长因子（epidermal growth factor，EGF）等治疗感染部位的案例，但在感染期间应慎用，后期使用有轻微效果但并不明显。

（四）坏死

注射填充最严重的并发症是组织坏死（necrosis）。更详细的内容请参见第3章"坏死"，有详细阐述，这里只作简单解释。

1. 原因

填充剂压迫引起的血液循环障碍会导致缺血性损伤（ischemic injury）。缺血性损伤伴随感染会导致感染性坏死（infectious necrosis）。缺血性损伤的轻度反应是持续性红斑，而重度反应就是坏死。

2. 症状

虽然已是坏死程度的损伤，但初期可能只出现红斑。术后有时可见血管被压迫后该部位变苍白，但由于常在很短时间内出现，且出现苍白后很快变红，因此容易被忽视。涂表面麻醉膏和使用局麻药的部位发生的缺血性皮肤变白也常常不能被及时发现。变红的皮肤应慢慢变浅恢复至原来正常的肤色，但如果没有恢复肤色或变成酒红色，则是皮肤出现血运障碍的最早的症状。这个过程慢的话会在48小时内逐渐出现，快的话6小时内就会出现。

血流减少导致皮肤组织的缺血性损伤，组织出现液化（liquefaction），发展成永久性损伤。这时皮肤防御机制（defense mechanism）被破坏，正常菌群开始攻击损伤的皮肤组织，即出现感染性坏死。感染性坏死一般是填充注射后48小时开始出现，重度血管压迫时36小时内即可出现。

发生感染性坏死时可观察到从毛孔中心出现的脓点，没排脓的话感染会扩散到皮下层，脓在皮下层的扩散可造成坏死范围也一起扩散。皮下组织较大范围的损伤会发展成严重凹陷的瘢痕。

这期间，严重损伤部位肤色变成酒红色，周围大范围血管扩张导致肤色呈花斑状。伤口部位如不换药会变干燥并逐渐形成痂。没排出的痂下脓液会诱发更严重的感染性损伤，坏死将逐渐进展得更严重。

感染性坏死结束后可出现永久性组织缺损。组织缺损部位会被瘢痕组织填补。因此，减少坏死引起的皮肤损伤（skin defect），也会减少瘢痕性挛缩（scar contracture）引起的周围组织变形。

3. 治疗

治疗坏死的重点是医生对坏死本身的特点有一定程度的掌握，懂得短时间内应怎样进行合适的处理。减压是治疗坏死的最基本方法，快速准确的减压对良好预后有很大的帮助（参考（二）红斑 –2. 治疗）。准确迅速减压后需要积极的治疗（参考（三）感染 –2. 治疗）。

如果能有效地阻断缺血性坏死，即使发展成感染性坏死，也不会达到严重的状态。但如果已错失最佳治疗时期，已达到重度坏死，需确认感染消失后才可开始进行干细胞或 PRP、EGF 等的治疗。

积极实施清创术（debridement）或皮肤移植手术（skin graft）虽然疗效迅速但会严重影响美观，做之前需要慎重考虑。

（五）血管阻塞（栓塞）

血管阻塞（vascular obstruction）可以在局部或按照血管走行方向广泛出现，尤其是大范围血管阻塞可导致失明或脑血管病等严重的并发症。

1. 原因

填充剂直接注射到血管内导致局部血管阻塞的情况较少见，大多数是因填充剂压迫周围血管后阻断局部血流引起的。如果受影响的血管不是大血管（main vessel），而是小血管（small vessel），例如皮下层上方的血管网络（vascular network）受压迫，则症状不会大范围出现，只会局部出现缺血性损伤。

如果大血管被阻塞的话，血管阻塞反应就会在较大范围内按照血管分支的形状出现。在大血管阻塞中，填充剂压迫血管比注射到血管内的情况更常见。大血管通常在皮下深层走行，且由于其血压更高等原因，大血管阻塞没有局部小血管阻塞常见。

最可怕的是填充剂直接注射到血管内引起的栓子（emboli）进入眼部血管或脑血管的情况。向动脉内注射的填充剂成为栓子后逆流的话会进入眼动脉和脑血管。表1-6中描述的情况是注射到血管内的危险因素。针头（needle）的直径（diameter）越小，越容易扎到血管。就像静脉注射时用细针头穿刺血管比粗针头更容易一样。而细针头在血管内直接推注的话，注射的压力比动脉血压大，这就会形成栓塞（embolism），导致眼部血管和脑血管的阻塞。

【表1-6】　注射到血管内的危险因素

	针头直径细（27G以下）
血管内注射危险度增加的情况	高压力注射
	出血部位导致压迫
	在血管密集部位注射

2. 症状

（1）局部血管阻塞

局部的血管阻塞如皮下血管网压迫（subcutaneous vascular network compression），是注射的填充剂周围组织压力增加、血管被压力压迫后出现的状况。症状一般出现在局部，压迫血管最明显的部位最红，从中心向远处红色逐渐变浅。随着血管压迫强度增加，红色范围也会更大更广。术后受到影响的部位会发生瞬间苍白后慢慢变红。血管网被压迫后，局部血液供应减少的部位先变苍白，然后组胺（histamine）的局部释放会引起血管扩张，导致皮肤变红色后逐渐加深至酒红色。血管压迫持续存在的话会造成局部缺血性坏死，可在感染后48小时发展成感染性坏死。

（2）大范围血管阻塞

大范围血管阻塞是较深层的大血管阻塞后引起的。血管损伤部位的颜色变化根据血管分布形状呈分支状出现，因为当较大的血管被压迫或阻塞时，该血管连接的其他血管也受到影响。损伤部位会出现严重的局部炎症反应，距离损伤根源部位较远的血管也会出现缺血性损伤。与局部血管阻塞相比，大血管阻塞会在术后出现较大范围的苍白。紧接着变红扩散时可出现血管分支形状，在几个部位均可以观察到缺血性坏死。血管压迫不消失的话，48 小时后会发展成感染性坏死。

（3）远程血管阻塞

远程血管阻塞（remote vessel obstruction）是在解剖学上明确的大血管里注射填充剂时出现的情况。主要相关血管和注射部位见表 1-7。

【表 1-7】　根据注射部位的远程血管阻塞相关动脉

鼻唇沟（法令纹）注射	鼻翼基底部（alar base）、与法令纹交叉部位的鼻外侧动脉（lateral nasal artery）
鼻部注射	鼻背动脉（dorsal nasal artery）
颞部（太阳穴）注射	颞浅动脉（superficial temporal artery）
眉间皱纹或额部注射	滑车上动脉（supratrochlear artery）、眶上动脉（supraorbital artery）
面颊注射	面横动脉（transverse facial artery）

在这些血管内用较大的推注力进行注射会引起填充剂在动脉内的逆流，如果逆流到眼动脉（ophthalmic artery）或脑血管造成栓塞，可导致失明或脑梗塞。症状会在很短时间内出现，除了头疼和呕吐等一般症状以外，还会出现视物模糊和脑血管栓塞引起的神经系统症状。这是很紧急的情况，且会导致注射填充术并发症中最严重的后遗症，必须抓紧时间治疗。但实际上，针对这些情况能进行的治疗是非常有限的。

最好的方案是一旦有疑似远程血管阻塞的症状，立即转到专业医院的眼科和神经科诊断治疗。第 4 章"视觉并发症"中有更详细的阐述。

3. 治疗

（1）局部血管阻塞

决定预后的关键是在疑似症状出现后采取减压措施的时间。如果填充剂是透明质酸的话，可在怀疑血管压迫的部位给予足量的溶解酶注射后，柔和按摩，提高溶解效果。溶解酶1小瓶（1 500U）使用1~1.5ml的生理盐水进行稀释。一个部位使用1小瓶全部注射效果较好。比如，鼻尖注射后怀疑血管压迫存在时，虽然只注射了0.1~0.2ml填充剂，但应注射0.5ml透明质酸酶，后轻轻按摩。在注射的各个层次注射溶解酶并按摩是很有必要的，按摩可防止溶解酶只局限在一个部位，而如果溶解酶只作用于某限定的空间内，则填充剂难以被完全溶解，血管阻塞的改善效果将不理想。粗暴地按摩反而会加重组织损伤，应采取轻柔的按摩方式。

在未及时发现填充剂压迫血管而已进展到坏死的情况中，也要先注射透明质酸溶解酶。但在处理血管阻塞48小时后出现的感染时，一定要很小心地注射溶解酶，因为注射的压力或按摩本身都可能造成感染的扩散。在感染情况下，配制溶解酶的生理盐水容量可减半（0.5ml）以提高浓度，采用高浓度的少量的溶解酶准确注射到填充剂所在部位。在注射透明质酸酶之前，应先小心地挤出脓疱，这时要注意不要将脓疱周围受损的皮肤组织剥离掉，注射溶解酶后的按摩要非常轻柔。脓疱排脓后再轻挤出皮下层蔓延的脓。

换药时必须要谨记的是，对待已损伤的组织，不能强力剥离，也不能采用清创术，而应尽量保留组织。因为当新生皮肤组织再生时，之前受损的组织可起到构架（framework）的作用，因此组织是否保留对预后很重要。换药时应小心地排脓，尽量保护好组织，用抗生素纱布或凡士林纱布来外敷损伤部位。坏死部位外露时，损伤组织会生成干燥的痂。痂下面的脓如未及时排出就会慢慢扩散，感染也会加重，这些部位的皮下层坏死后会出现凹陷性瘢痕。损伤部位变干燥对预后有负面影响，应尽量避免出现这种情况。

换药时使用的聚维酮碘（碘伏）是一种强力、长效抗菌的消毒剂，会对损伤组织产生毒性，严重感染时局部应减少使用量。损伤部位的脓液处理干净后，用带软膏的纱布（凡士林纱布）覆盖。这是为了预防脓液被纱布吸收后损伤的组织黏在纱布上，这种情况一旦发生，下次换药时损伤组织就可能会跟着纱布一起被撕脱剥离掉。上述的换药方法应一直进行到脓疱不再出现为止，之后软膏纱布可以不再更换，维护好软膏纱布下面的再生组织。换药时，应尽量覆盖从损伤部位中心到周围颜色变化的区域，以保护脆弱的组织。皮肤组织干燥、上皮层没有渗出物被覆时可结束换药。结束换药时要告知求美者开始预防色素沉着。损伤部位的炎症后过度色素沉着（post inflammatory hyperpigmentation，PIH）一般持续到坏死后 2 个月，之后会慢慢消失。但这期间不注重紫外线照射防护的话，色素沉着会加重，从而成为求美者术后主要的投诉内容。为了防止这种情况的发生，需要每 2 周跟求美者确认防晒的情况。

（2）大范围血管阻塞

这是由局部症状扩散到大范围引起的，怀疑有大范围的血管阻塞时应立即减压，并对受影响部位进行积极的换药治疗。由于阻塞血管周围的侧支循环（collateral circulation）能供应血液，因此，积极治疗后会比局部阻塞预后更好。

（3）远端血管阻塞

眼科症状或脑神经症状出现后，应立即与相关医院科室联系转院治疗。时间越久，恢复可能性越小，所以转院应争分夺秒。视神经损伤症状可在注射后马上出现，急救方法有压迫眼球增加眼压等，但效果并不是很乐观。

（六）填充剂的移位

填充剂通常在注射部位被健康的包膜所包裹着。但有时会发现填充剂不在初次注射的部位，而移动到了其他部位。这可分为术后立即移位和经过一段时间后的移位。

1. 原因

（1）术后立即移位

注射填充术中或术后的立即移位大部分是医生操作失误所引起的。频繁出现这种情况是因为医生没有适当地调整注射方式，而只是强力注射。医生应在操作同时，在注射部位周边合适的区域进行按压，以预防填充剂移动到非目标部位。

填充剂被推挤出注射器时，倾向于向皮肤下组织中阻力较弱的柔软部位移动。注射压力越高，这样的现象越明显。比如，注射填充鼻唇沟时因上面的组织更柔软，该部位注射的填充剂移位到上面的可能性就较大。更大压力注射的话，填充剂甚至会移动到上颚骨后方。因此，注射法令纹时这两个方向需用手按压住后再进行注射。虽然按压了填充剂可能会移动的方向，但操作时仍要反复确认是否注射在了准确的位置。

更难以预料的情况是在离注射部位更远的地方发现移位的填充剂。笔者以前注射过的一位求美者，注射鼻唇沟后发现上唇的一部分鼓了起来。这是因为在求美者的皮下组织相对弱的部位形成了隧道，高压注射时填充剂通过隧道移位到较远部位引起的。当时立即清理了上唇的填充剂，但后来还是发现鼻唇沟的填充剂会通过隧道慢慢移位，最后只能将填充剂全部清除了。

所以，填充注射时适当按压是必需的，操作中随时确认填充情况很重要。注射针头越细，压力会越高，需要多注意。但这并不意味着使用粗针头时可以用过大的力度进行注射。

求美者自体组织的致密度也是重要的影响因素。组织柔软的部位的填充剂移位的概率较小。在组织柔软的部位进行注射，可较容易地填充起来，注射的量少且无需大力注射。但填充紧实致密的组织时，则需要较大力地注射或更多的注射量，此时填充剂移位的可能性会增大。

（2）经过一段时间后移位

1）由于求美者自身原因导致的移位

这是填充剂出现移位最常见的原因。填充剂是可变形的，所以才能通过按压进行塑形。医生做好塑形（molding）后求美者自己又去按压的情况是比较常见的。问题是自己按压常导致填充剂远离原位置而移动到其他位置。这种不当行为还可使填充剂所处的空间受压力而增大，其带来的影响除填充剂移位这一副作用以外，还可导致当初填充完时的饱满度减低。黏度高的填充剂更常出现这种现象，因其跟周围组织不融合且填充剂本身有聚集的特性而较容易产生移位（图 1-12）。

图 1-12

透明质酸填充剂 Neuramis® 的移位——隧道现象
（tunneling phenomenon）

透明质酸填充剂 Neuramis® 额部注射后 7 个月。在额部这样大范围的区域注射黏度过高的填充剂，可能形成隧道，当压力增大时，该部位容易出现部分填充剂通过隧道来回移动的隧道现象。

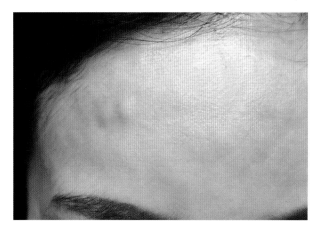

A 填充剂通过皮下形成的隧道移位

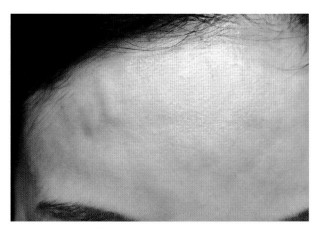

B 整个隧道均有填充剂

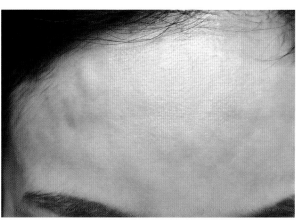

C 填充剂移位到上方，此时求美者自己也容易推动填充剂

求美者喜欢自己按压的常见部位有鼻子、法令纹、额部、颏部等。所以，填充注射术后需向求美者明确说明术后按压会导致填充剂移位（图1-13，图1-14，图1-15）。

2）由于填充剂本身特性导致的移位

常见于鼻子和颏部等需要对抗局部组织张力来维持外形的部位。如在这些部位注射偏柔软的填充剂，初期容易塑形，但坚挺的形状会逐渐软塌变形。颏部注射的填充剂会因颏肌（mentalis muscle）的收缩运动而被压迫向周边移位（图1-16）。

图 1-13

透明质酸填充剂乔雅登 Voluma® 的移位及清除

透明质酸填充剂乔雅登 Voluma® 注射后，填充剂移位到鼻根，通过清除填充剂进行了调整。

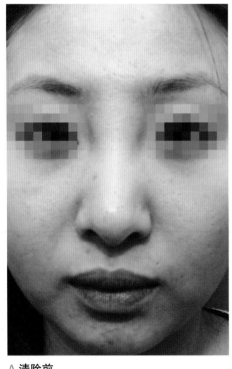
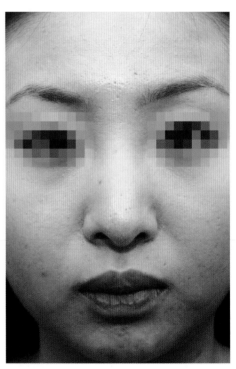

A 清除前   B 清除后

图 1-14

Aquamid®的移位及清除

永久性填充剂 Aquamid®注射后向鼻根部上方移位，清除填充剂后 1 个月。

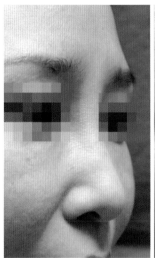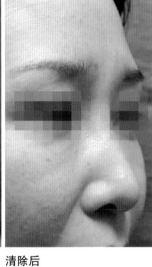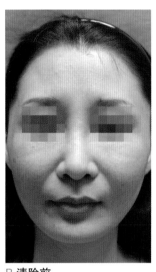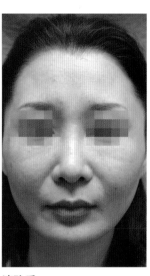

A 清除前　　　　　清除后　　　　　　B 清除前　　　　　清除后

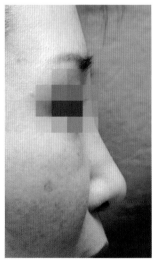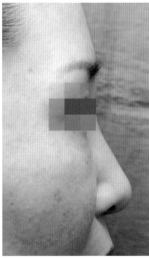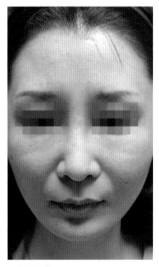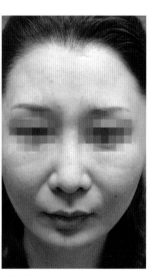

C 清除前　　　　　清除后　　　　　　D 清除前　　　　　清除后

图 1-15
聚丙烯酰胺水凝胶（PAAG）填充剂 Royamid®的移动和清除——隧道现象

额部注射永久性填充剂 Royamid®的求美者，自己按摩后出现向上的移位。填充剂从原来位置向更上方移位，通过疏松的皮肤组织形成隧道后，呈现出王冠状。调整时可用注射器负压吸除或挤出。

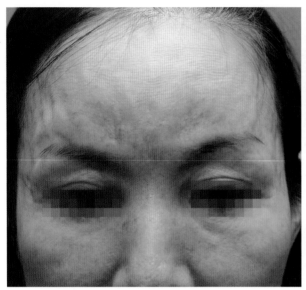
A 填充剂移位的外观

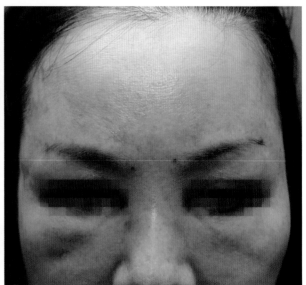
B 使用注射器负压吸除填充剂后第 4 天

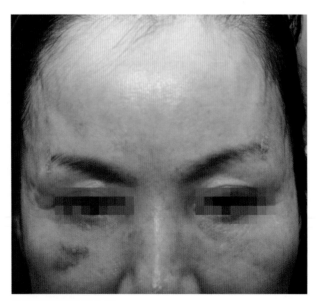
C 填充剂吸除后 2 周

图 1-16

透明质酸填充剂 SkinPlus–HYAL®的移位

在颏部注射透明质酸填充剂 SkinPlus–HYAL®后，初期高挺的效果在经过 2 个月后，因填充剂本身特性和颏肌的影响，高挺的效果大部分消失。

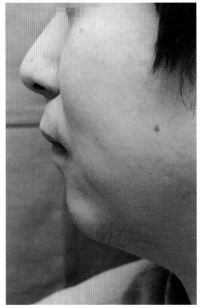

A 注射前

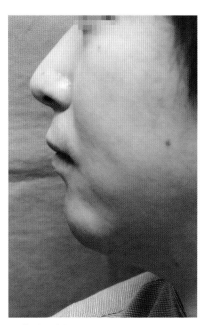

B 术后即刻

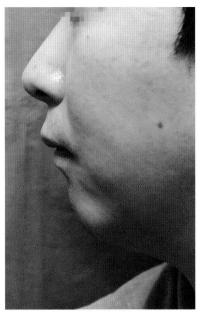

C 术后 2 个月

这些现象在鼻部也会有相似的表现，尤其是在注射偏柔软的填充剂时。鼻部可分为鼻根（nasal root）、鼻尖（tip）、鼻尖上轻微凹陷（supratip depression）三个部位（图 1-17）。在凹陷部位注射的填充剂可移动到鼻尖或鼻根部，之后凹陷部位看起来空虚的现象并不少见。这是因为凹陷部位皮下组织相对较薄，是不易维持填充剂的位置，而鼻尖和鼻根部皮下组织较厚，更适合填充剂停留。维持时间 1 年左右的短效透明质酸的这种变化过程进展缓慢，且比永久性填充剂更常见（图 1-18）。

除了水平移位以外，填充剂还有在皮下组织层之间垂直移位的现象。例如，鼻尖容易出现当初注射在软骨膜上的填充剂慢慢移位到皮下层的现象。上述情况较容易出现在皮肤不够紧致而较柔嫩的求美者或习惯性搋鼻子的求美者中（图 1-19）。

图 1-17

鼻部微整形的代表性部位

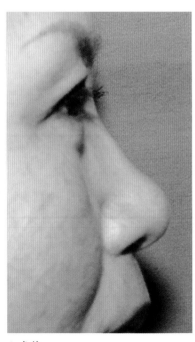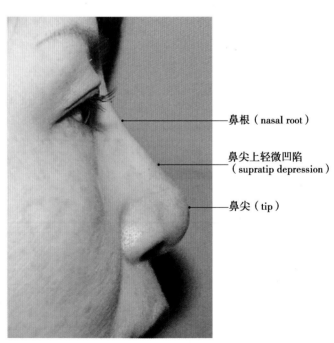

鼻根（nasal root）

鼻尖上轻微凹陷
（supratip depression）

鼻尖（tip）

A 术前　　　　　　　　　B 术后

图 1-18
Aquamid®的水平移位

鼻部注射永久性填充剂 Aquamid®后可以观察到不同时间段的变化。

术前、术后即刻、术后 2 周、术后 10 个月。术后即刻和术后 2 周鼻部外形维持了很好的效果，术后 10 个月填充剂移位到鼻根和鼻尖。原本均匀分布的填充剂移位到鼻尖后令鼻尖变更高，移位到鼻根后令鼻根变更宽。鼻尖上凹陷部位的填充剂大部分消失后，鼻子会变得宽大。

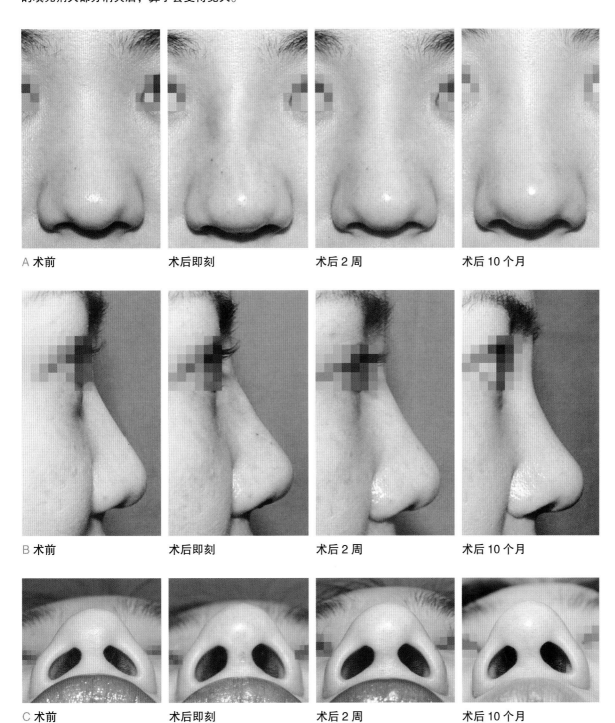

A 术前　　　　　　　术后即刻　　　　　　术后 2 周　　　　　　术后 10 个月

B 术前　　　　　　　术后即刻　　　　　　术后 2 周　　　　　　术后 10 个月

C 术前　　　　　　　术后即刻　　　　　　术后 2 周　　　　　　术后 10 个月

图 1-19
Aquamid®的垂直移位及清除

　　鼻尖注射永久性填充剂 Aquamid® 的求美者，填充剂从软骨膜上层垂直移位到皮下层的过程和清除填充剂后的情况。

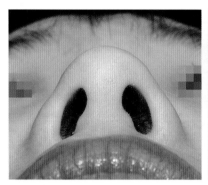

A 术前

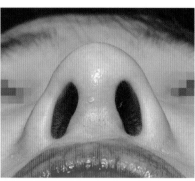

B 术后 2 周

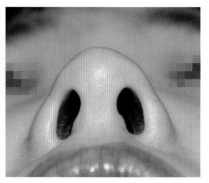

C 术后 8 个月，软骨膜上层注射的填充剂移位到皮下层

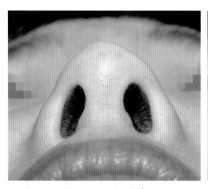

D 术后 26 个月，更多的填充剂进一步移位到皮下层。因丁铎尔现象引起皮肤变青

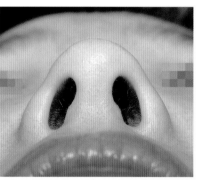

E 用注射器吸除 PAAG 后 17 个月的形态，清除填充剂改善了移位的现象，恢复到了术前的形态

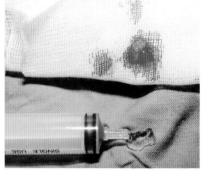

F 用注射器负压吸出的 PAAG

　　3）因肌肉运动的移位

　　额部或眉间部位在注射填充后，受到额肌（frontalis muscle）和皱眉肌（corrugator muscle）的肌肉运动影响，平整的表面会变得凹凸不平（图 1-20）。所以，必须在术前对这些部位进行肌肉运动情况下的拍照。术后出现凹凸不平时，先对比术前、术后照片，确认是由肌肉运动导致的情况后，可注射肉毒毒素（botulinum toxin）进行治疗（图 1-21）。

图 1-20
因额部和眉间肌肉运动引起的填充剂移位

额部注射透明质酸填充剂 Cleviel®后 1 个月的形态，由于肌肉运动引起的填充剂移位。

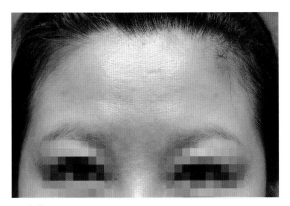

A 术前

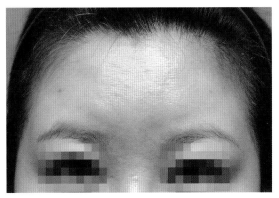

术后 1 个月，未做表情时已可看出填充剂的移位

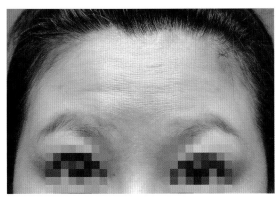

B 术前

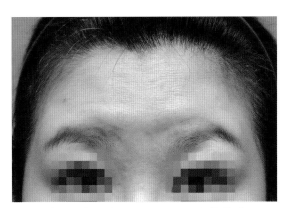

术后 1 个月，额肌（frontalis muscle）收缩时

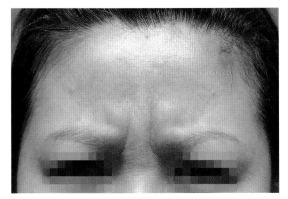

C 术前

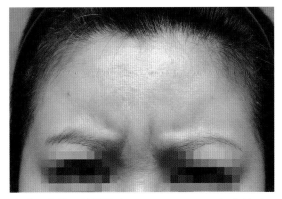

术后 1 个月，皱眉肌（corrugator muscle）收缩时

图 1-21

额部和眉间肌肉运动引起的填充剂移位和矫正

在额部和眉间注射透明质酸填充剂 Cugel®后 2 周，对额部表面的凹凸不平进行了矫正。额部注射填充时，额肌和皱眉肌应注射肉毒毒素。

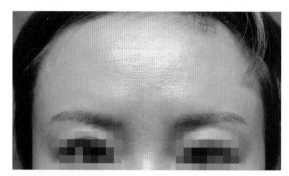

A 额头注射填充术前

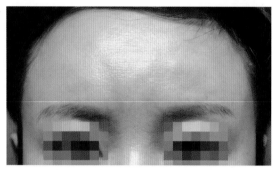

B 额头注射填充术后 2 周，因皱眉和收缩额肌的习惯，引起填充剂移位，出现皮肤表面凹凸不平

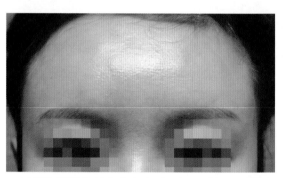

C 眉间和额部注射肉毒毒素后 1 周，减轻了对填充剂有影响的肌肉运动，凹凸不平的表面得到改善

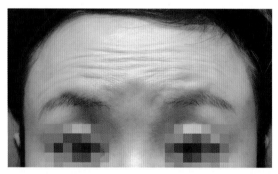

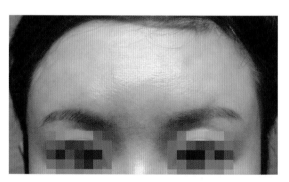

D 注射肉毒毒素前和注射后 1 周，可见额肌运动时额纹的改善

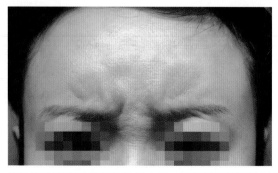

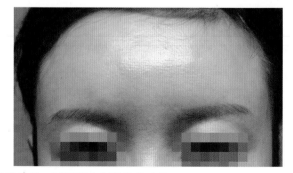

E 注射肉毒毒素前和注射后 1 周，可见皱眉肌运动时眉间纹的改善，以及填充剂移位的改善

（七）透光现象和丁铎尔现象

透光现象是指透过薄的皮肤可看见填充剂的现象。如果填充剂本身有颜色的话会看得到填充剂的颜色。有颜色的填充剂有 Radiesse®（白色）、Evolence®（黄色）、Ellanse®（白色）等（图 1–22，图 1–23，图 1–24，图 1–25）。但大部分填充剂是透明的，除了透过薄的皮肤看见的透光现象以外，还会有透明的填充剂呈现出青色的丁铎尔现象（Tyndall phenomenon）*。

1. 原因

丁铎尔现象较常发生于皮肤薄且填充剂注射在皮肤表浅部位的求美者。注射量多时，这种现象发生率也会增高，这是因为填充量越多介质反射越

---

* 　在介质分散的微粒子上照射的光线被通路上漂浮的微粒子干扰引起光线的通路发亮的现象。在判断显微镜不能观察到的微粒子的大小或位置的时候常应用该现象。注射填充后会因皮肤下的填充剂干扰光线看见蓝色的效果。

图 1–22
Radiesse®的透光现象

眼部下方注射 Radiesse®后，通过薄的皮肤可见白色的填充剂。

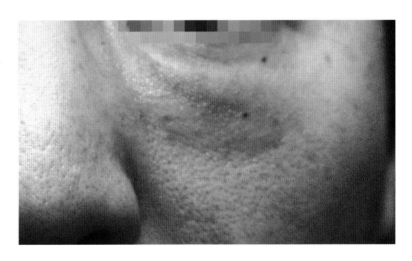

图 1-23
Radiesse®的透光现象

注射 Radiesse®治疗黑眼圈后可见白色的填充剂。

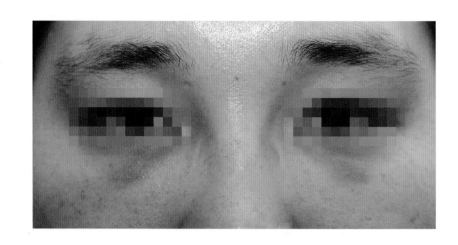

图 1-24
Evolence®透光现象

注射 Evolence®治疗黑眼圈后可见黄色的填充剂。

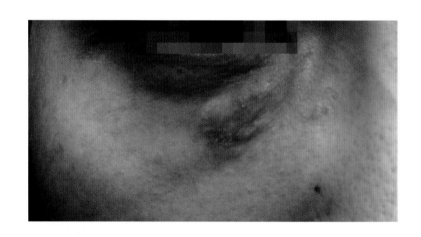

图 1-25
Evolence®透光现象

注射 Evolence®丰唇后可见黄色的填充剂。

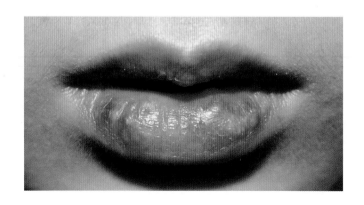

容易出现。预防这种现象的方法是避开上述的不当操作行为。当然，求美者的皮肤状态都不一样，仔细观察皮肤厚度后调节填充的剂量也是一种方法。

2. 要注意的注射部位

每次在皮肤薄的部位注射时，要注意丁铎尔现象出现的可能性。尤其是卧蚕、泪沟、嘴唇、鼻部等容易出现丁铎尔现象的部位。虽然鼻部皮肤比其他部位皮肤更厚，但注射量稍多的话明亮的光线依然会引起介质反射现象。

卧蚕是丁铎尔现象常出现的部位。为避免丁铎尔现象，该部位注射时应尽量注射在深层，在眼轮匝肌（orbicularis oris muscle）深层注射卧蚕的效果较好。睑板（tarsal plate）上的眼轮匝肌其实很薄，所以可以在睑板上注射填充。然而，有时填充剂会通过浅薄的眼轮匝肌移动到皮下层，最好向求美者提前告知丁铎尔现象出现的可能性（图 1-26）。

填充泪沟应尽量避免在皮下层注射，但要改善该部位的皮肤凹陷，有时必须适量注射皮下层，所以也应在术前告知求美者丁铎尔现象出现的可能性（图 1-27）。

图 1-26

透明质酸填充剂伊婉 Yvoire®的丁铎尔现象

使用透明质酸填充剂伊婉 Yvoire®注射卧蚕后 2 周，两侧卧蚕可见青色的丁铎尔现象。

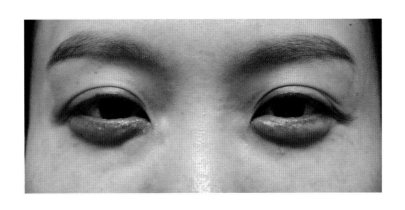

图 1-27

透明质酸填充剂 Butyris®的丁铎尔现象

注射透明质酸填充剂 Butyris®治疗黑眼圈后 2 个月，术后黑眼圈得到了改善，但右侧注射的填充剂可见丁铎尔现象。

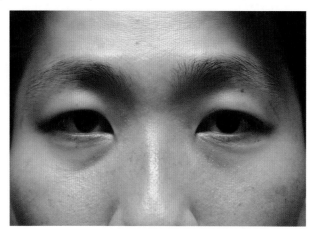

A 术前

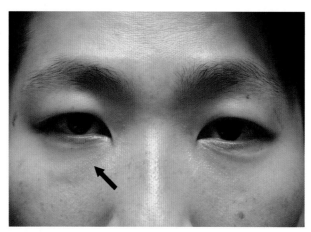

B 术后 2 个月

鼻部注射也要避开皮下层，注射到鼻部肌肉下、骨膜上较好。注射量较多时应向求美者说明在明亮的场所可能会出现透光现象。鼻梁的丁铎尔现象较常见，因为该部位的皮肤比较薄且注射的量常较多。虽然鼻翼软骨（alar cartilage）上深层部位注射较好，但填充剂通过柔嫩的皮肤移位到皮下层的情况也偶尔发生（图 1-28）。

唇部皮肤薄且部分由黏膜构成，容易出现丁铎尔现象。通常注射在黏膜下层（submucosal layer）的填充剂与皮下层相比更容易透光，为了减少从外面看出填充剂的可能性，应该靠口腔内方向注射填充。靠唇部注射时很难避免丁铎尔现象（图 1-29）。

图 1-28
Aquamid®的丁铎尔现象

注射 Aquamid®进行鼻部微整形术后 5 年。填充剂移位到鼻尖皮下层，并出现青色透明的丁铎尔现象。

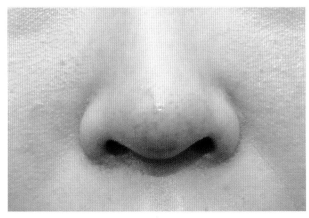

A 注射 Aquamid®后 5 年，填充剂移位到皮下层后呈现透明的状态

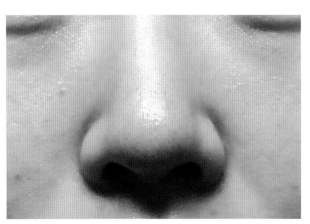

B 清除后

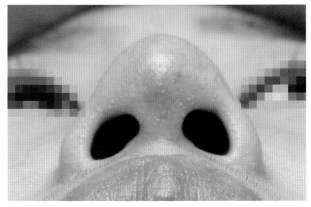

C 填充剂移位后的形态

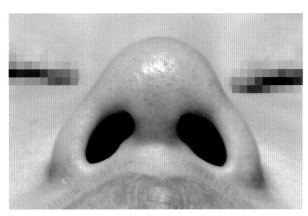

D 清除后

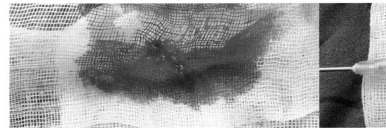
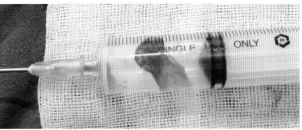

E 清除出的填充剂

图 1-29

透明质酸填充剂 Teosyal®的丁铎尔现象

注射透明质酸填充剂 Teosyal®丰唇后 2 周，下唇可见丁铎尔现象。

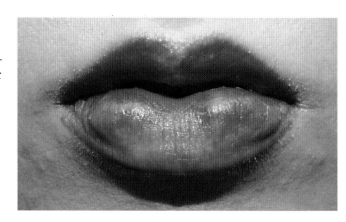

3. 预防和治疗

治疗的关键是清除有问题的填充剂。填充剂是透明质酸的话就用透明质酸酶清除，有颜色的填充剂，如 Radiesse®、Ellanse®、Evolence®等，以及永久性填充剂，如聚丙烯酰胺水凝胶（PAAG）、Bio-alcamid 等，要用吸取的方法清除。

单一部位的注射量较多的情况下，丁铎尔现象出现的可能性更大，因此减少注射量也是一种方法。

总而言之，为了预防透光现象和丁铎尔现象，应尽量深层、少量注射，并且不在注射皮肤薄的部位时使用有颜色的填充剂。针对出现这些副作用可能性较大的求美者，应注意事先告知并取得其同意后再操作。

（八）过敏（allergy）

填充剂引起的过敏反应可能伴随红斑和水肿一起出现（图 1-30）。治疗方法可选择注射抗组胺药和类固醇激素。

（九）皮肤瘢痕纹

是填充注射后皮肤呈现出来的不美观的隆起的斑纹，就像妊娠纹（striae gravidarum）一样，是由于皮肤过度拉长后生成的一些瘢痕纹。其常以稍微隆起的形状出现，看起来表面光滑或斑斑驳驳如同肉裂开一样。这是由于填充剂的压力传导到真皮层上所引起的，常为在皮肤浅层注射了过量填充剂，产生的过大压力作用于真皮层后出现的现象。在发现后的2周内清除填充剂、减少压力的话，皮肤纹会逐渐消失，但较长时间不处理就会留下永久性瘢痕纹（图1-31）。清除方法是对透明质酸填充区域使用透明质酸酶，其他填充剂和永久性填充剂可用注射器负压吸取的方法来清除。

图 1-30
过敏

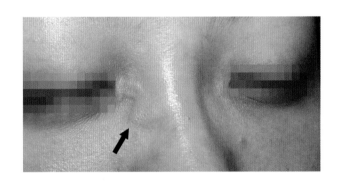

注射 Aquamid®进行鼻部微整形术后，从注射部位立即流出的填充剂引起了过敏。

图 1-31
皮肤瘢痕纹

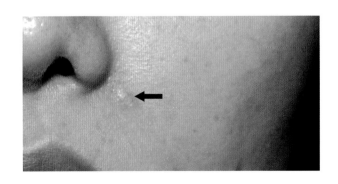

注射填充法令纹时太靠近皮肤表面，引起的永久性皮肤瘢痕纹。

（十）组织反应和肉芽肿

肉芽肿（granuloma）是经过反复性组织反应（tissue reaction）后出现的硬结状的永久性组织改变。出现原因有填充剂内所含杂质的毒性〔尤其是交联剂（cross linking agent）的毒性〕、填充剂的渗透压及 pH 值失衡、透明质酸纯度不足等。常见部位为面颊、颏部、鼻部，以及眼部上下。

特点是从注射部位开始反复性水肿、发热、疼痛，然后扩散到周围。初期口服抗感染药物容易改善，但之后这种组织反应可反复出现，致使中心部逐渐扩散出现表面不规则的硬块。这种硬块会压迫周围组织，引起疼痛和局部形态变化，甚至出现面部变形。

求美者在身体状况不好、月经期、感冒时可伴随出现组织反应。这时候填充部位会出现隆起的情况，有表 1-8 所示的症状表现时必须考虑组织反应的可能性。

【表 1-8】 组织反应的症状表现

症状	注射部位消肿后 2 周内再次出现肿胀
	比填充剂本身的硬度更坚硬、表面摸到不规则硬块
	注射部位出现与求美者身体状况相关的反复性肿胀
	超过填充剂的正常维持时间后还余留填充效果

最近，为了增加透明质酸的含量而使用过量交联剂的产品或使用劣质的透明质酸原料进行生产的产品均有所增多，这也会增加组织反应发生的概率。填充剂产品生产经验不足、产品上市时间不久的公司，其产品较容易出现组织反应，可推测生产过程的稳定性也会影响到肉芽肿出现的可能性。

求美者自己经常按压注射部位，也会增加肉芽肿出现的概率，这与求美者按压注射部位后，填充剂持续接触周围组织有关。永久性填充剂出现的肉芽肿一般不常见，但不标准的清除方法会刺激周围组织，从而引起肉芽肿的发生。

透明质酸填充剂引起的组织反应初期用透明质酸酶溶解后就会消失。组织反应反复发作后，局部组织会出现改变，这时即使使用透明质酸酶溶解透明质酸填充剂，已发生改变的组织却不能恢复。所以，当出现疑似组织反应时，应尽快用透明质酸酶进行溶解。如果两侧面颊注射后只有一侧出现肉芽肿，也必须将两侧的填充剂都清除掉，因为另一侧将来演变成肉芽肿的可能性较大。

已经发生组织改变的肉芽肿不能被透明质酸酶或激素类注射剂去除，建议进行外科手术或采用抽吸的方法进行去除。外科手术切除是最好的处理方法，但会留下较大的瘢痕和凹陷。笔者个人最推荐的是通过小切口吸取以矫正的方法。用激光很难破坏并去除坚硬的肉芽肿，操作熟练的医生还是依靠手感将其吸出较好。

用透明质酸酶溶解填充剂后，同一部位如有残余的填充剂，也可引起反复性的组织反应。当出现疑似组织反应时，一个部位应注射 1 小瓶（1 500U）以上的透明质酸酶进行彻底溶解，再次出现组织反应时可以再注射一次透明质酸酶。但注射 3 次以上则意义不大，建议做抽吸清除手术（图 1-32，图 1-33，图 1-34，图 1-35，图 1-36，图 1-37）。

图 1-32

注射透明质酸填充剂 Hyacorp®术后生成的肉芽肿

注射透明质酸填充剂 Hyacorp®进行鼻部微整形后，反复性组织反应引起的肉芽肿，可通过吸取的方法清除。

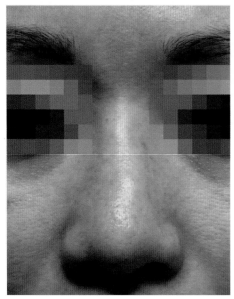

A 肉芽肿清除前

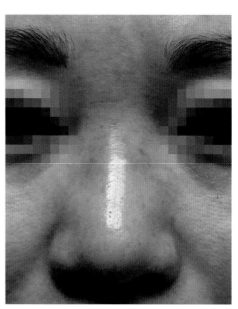

B 清除后即刻

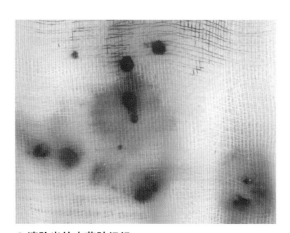

C 清除出的肉芽肿组织

图 1-33

注射透明质酸填充剂 Varioderm®术后生成的肉芽肿

注射透明质酸填充剂 Varioderm®进行鼻部微整形后 2 年生成的肉芽肿组织，可通过吸取的方法清除。

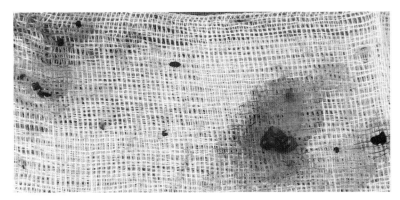

清除出的肉芽肿组织

图 1-34

注射透明质酸填充剂伊婉 Yvoire®术后出现的肉芽肿

注射透明质酸填充剂伊婉 Yvoire®填充额头后 2 年，颗粒状的肉芽肿组织被吸取清理。

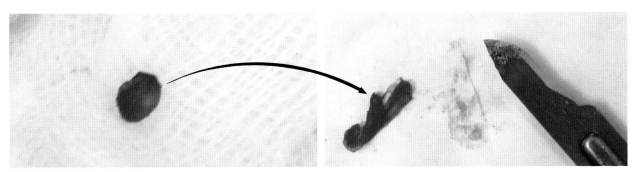

A 清除的组织里发现被包膜包裹的硬块

B 将硬块切开后，发现了包膜内存在的填充剂。看起来这是轻微组织反应造成的包膜，这种组织反应是形成肉芽肿的重要原因

图 1-35

透明质酸填充剂 Butyris®颏部注射术后出现的组织反应和肉芽肿

颏部注射透明质酸填充剂 Butyris®后发生了组织反应。

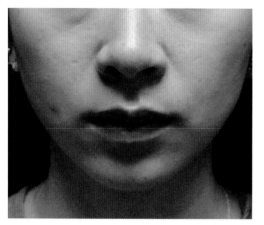

A 术前

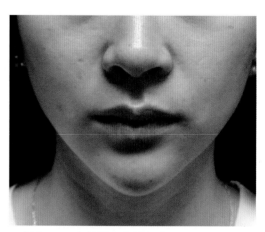

B 术后 1 天，根据顾客意愿塑造了坚挺的颏部形态

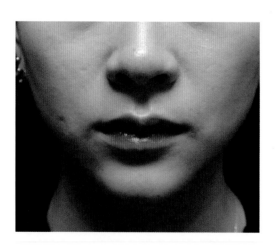

C 术后 3 天，颏部尖端因肿胀变形。这种组织反应出现后，使用了透明质酸酶进行溶解，之后又出现了 2 次组织反应，余下了小部分肉芽肿硬块

图 1-36
注射透明质酸填充剂 Butyris®后出现的组织反应

使用透明质酸填充剂 Butyris®注射面颊、黑眼圈、法令纹、额部、颏部、颞部后出现反复性组织反应。

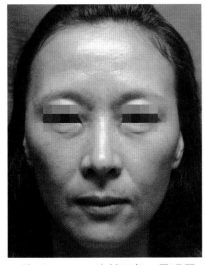 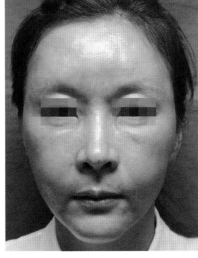 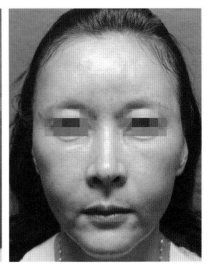

A 使用 Butyris®注射面颊、黑眼圈、法令纹、额部、颏部、颞部前

B 术后 12 天，消肿后恢复良好

C 术后 14 天，面颊出现肿胀

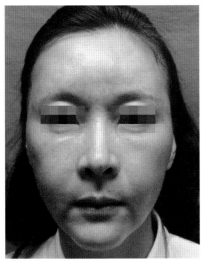 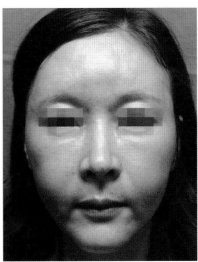 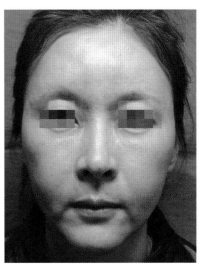

D 术后 18 天，恢复正常

E 术后 25 天，再次肿胀

F 术后 71 天，再次肿胀

图 1-37

注射透明质酸填充剂 Alayna®后出现的组织反应

使用透明质酸填充剂 Alayna®注射治疗黑眼圈，初期恢复后再次发生肿胀，用透明质酸酶溶解后症状改善。消肿后，也可能会出现反复性组织反应，需要继续观察。

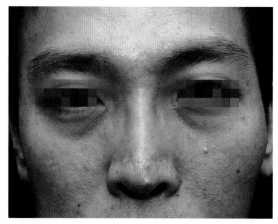

A 术前

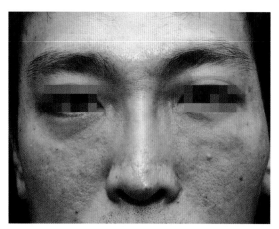

B 使用 Alayna®注射治疗黑眼圈后即刻

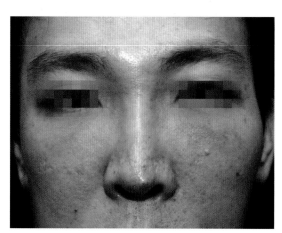

C 术后 1 周，恢复良好

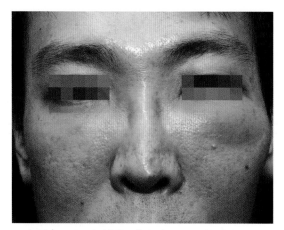

D 术后 10 天，左侧眼下部位出现严重的肿胀，立即使用透明质酸酶溶解

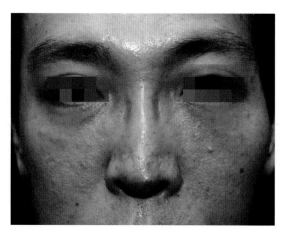

E 透明质酸酶溶解后 5 天，肿胀改善

参考文献

Alijotas-Reig J, Fernández-Figueras MT. Late-Onset Inflammatory Adverse Reactions Related to Soft Tissue Filler Injections. Clin Rev Allergy Immunol. 2013;45:97-108

Alijotas-Reig J, Fernández-Figueras MT, Puig L. Inflammatory, immune-mediated adverse reactions related to soft tissue dermal fillers. Semin Arthritis Rheum. 2013;43:241-258

Constantine RS, Constantine FC, Rohrich Rj. The Ever-Changing Role of Biofilms in Plastic Surgery. Plast Reconstr Surg. 2014;133:865e-872e

Fernández-Cossío S, Castaño-Oreja MT. Biocompatibility of Two Novel Dermal Fillers: Histological Evaluation of Implants of a Hyaluronic Acid Filler and a Polyacrylamide Filler. Plast Reconstr Surg. 2006;117:1789-1796

Funt D, Pavicic T. Dermal fillers in aesthetics: an overview of adverse events and treatment approaches. Clin Cosmet Investig Dermatol. 2013;6:295-316

Lemperle G, Gauthier-Hazan N, Wolters M et al. Foreign Body Granulomas after All Injectable Dermal Fillers: Part 1. Possible Causes. Plast Reconstr Surg. 2009;123:1842-1863

Ono S, Ogawa R, Hyakusoku H. Complications after Polyacrylamide Hydrogel Injection for Soft-Tissue Augmentation. Plast Reconstr Surg. 2010;126:1349-1357

Ozturk CN, Li Y, Tung R et al. Complications Following Injection of Soft-Tissue Fillers. Aesthet Surg J. 2013;33:862-877

Prendergast PM. Facial Fillers. Springer-Verlag Berlin Heidelberg. 2013;28:415-449

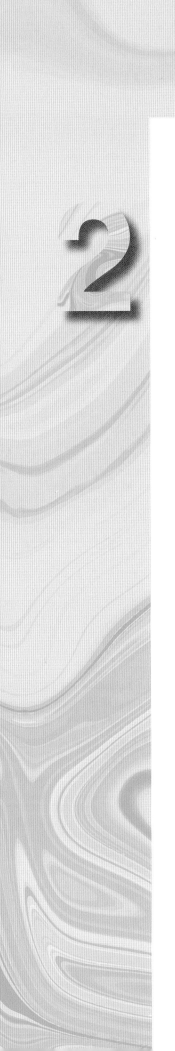

第2章

危险部位的注射
Dangerous Region

初学注射填充的医生常有两种误解：一种是认为注射填充是效果立竿见影且安全简单的方法，另一种是由于对填充注射量和注射深度基本内容的不了解，所以觉得没什么可怕的。这两种态度都是因为对注射填充的认识不足引起的。

事实上，注射填充可以说是既简单又危险，并不是很难学，但必须掌握一些必要的知识，再配合熟练操作才能使之成为一种安全有效的方法。

本章介绍注射填充与普通手术的区别、注射填充相关的危险部位，并对安全操作方法进行深度解析。

一、注射填充的危险部位

注射填充的危险部位与普通手术的危险部位区别很大。因为手术以切开操作为基础，需要避开切开部位的神经和血管。与此相比，注射填充是以容量增加为基础，主要受填充部位组织特性的影响。所以需要重点讨论的，与我们已知的手术危险部位不同，属于在注射美容领域内的危险部位的新概念。

对于注射填充来说的危险部位分类如表 2-1 所示。

【表 2-1】 注射填充的危险部位

	皮肤较厚的部位（thick skin）
	皮下层（subcutaneous layer）
危险部位	末端区域（isolated area）
	血管孔（vascular exit foramen）

（一）皮肤较厚的部位

皮肤较厚的部位由于比较紧实致密，注射填充时受到的阻力就较大。在注射了填充剂后，该部位的血管受压迫的可能性会高于柔软部位的皮肤，出现坏死的危险度也会增加。

根据检测皮肤厚度的研究报道，鼻尖、眉间、面颊、颏部等部位的皮肤较厚，其中最重要的部位是眉间（图 2-1，表 2-2）和鼻尖（图 2-2，图 2-3，图 2-4）。这两个部位均为常见的注射填充的部位，且与其他皮肤较厚的部位（颏部、面颊等）相比，这两个部位进行皮肤浅层注射的频率更高，从而引起血管压迫的可能性也是最高的。

图 2-1

面部各部位的皮肤厚度

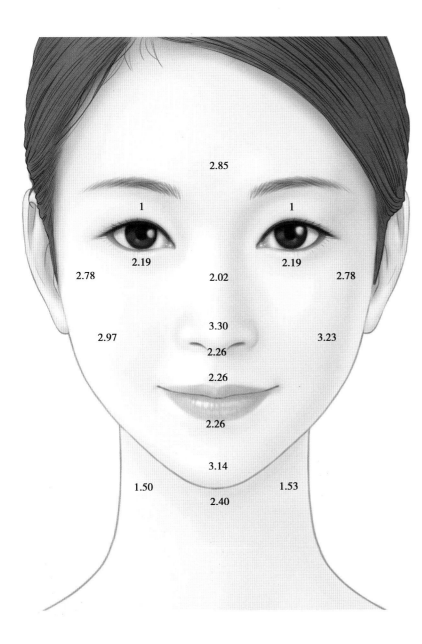

【表 2-2】 面部各部位的皮肤厚度

部位	相关的皮肤厚度值 （ ± 标准差 ）
上唇	2.261 ± 0.539
下唇	2.259 ± 0.537
人中	2.260 ± 0.375
颏部	3.144 ± 0.464
上眼睑	1 ± 0.000
下眼睑	2.189 ± 0.475
额部	2.850 ± 0.599
右侧面颊	2.967 ± 0.661
左侧面颊	3.226 ± 0.628
颧隆凸	2.783 ± 1.082
颏下部	2.403 ± 0.500
鼻尖	3.302 ± 0.491
鼻背	2.020 ± 0.478
右侧颈部	1.497 ± 0.824
左侧颈部	1.530 ± 0.764

*Richard Y Ha，Kimihiro Nojima，William P Adams Jr，et al. Analysis of Facial Skin Thickness：Defining the Relative Thickness Index.TABLE Ⅲ Relative Thickness Index. Plast Reconstr Surg. 2015；115：1769-1773

图 2-2

眉间皮肤厚度

眉间部位瘢痕切除术时，可确认眉间皮肤厚度。眉间皮肤比额部皮肤更厚。

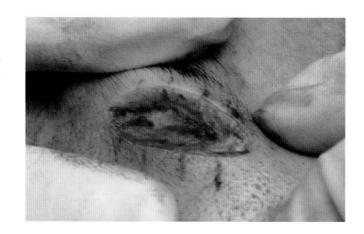

图 2-3

额部上方和眉间皮肤厚度

切面可见眉间皮肤比额部上方皮肤更厚。

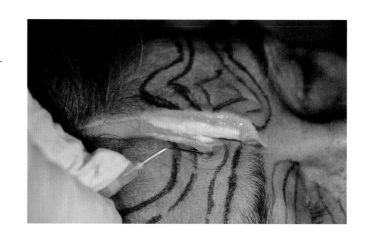

图 2-4

鼻部皮肤厚度

鼻尖皮肤比鼻背皮肤厚，注射填充鼻尖时要格外注意。

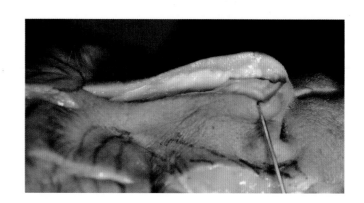

（二）皮下层

面部较粗大的血管从面部骨骼上的血管神经孔穿出，或从颈外动脉（external carotid artery）的分支面动脉（facial artery）分出。这些血管一开始或贴近骨面走行，或从血管神经孔穿出，之后都逐渐向浅部走行至皮下层，供应血液给周围组织。如果在皮下层明确有血管走行分布的区域进行较浅的填充注射的话，其危险程度会比在深层注射更高。

皮下层血管的直径比深层血管小，在皮下层注射高压力的填充剂会压迫血管，导致出现缺血（ischemia）并继发坏死（secondary necrosis）的可能性增加。这在皮肤较厚的部位注射时更易发生。

临床操作中重要的血管如下：

- 眶上动脉（supraorbital artery）；

- 滑车上动脉（supratrochlear artery）；

- 面动脉的侧鼻动脉分支（lateral nasal branch of facial artery）；

- 鼻背动脉（dorsal nasal artery）。

1. 眶上动脉

眶上动脉从来自颈内动脉（internal carotid artery）系统的眼动脉（ophthalmic artery）分出，从眶上孔（supraorbital foramen）或眶上切迹出眶后，分成浅支（superficial branch）和深支（deep branch），之后与滑车上动脉（supratrochlear artery）、颞浅动脉（superficial temporal artery）有交通支（图 2-5）。

眶上动脉的浅支和深支有不同的走行方式，可分为 Ⅰ 型、Ⅱ 型和Ⅲ型，如图 2-5 所示，其中深支比较重要。因眶上动脉主要在额部的皮下层走行，所以填充注射时需避开该层次的动脉。在 Ⅰ 型、Ⅱ 型中，深支从眶上缘（supraorbital rim）出眶后并不紧贴骨膜走行。在Ⅲ型中，眶上动脉从眶上缘出眶后，继续贴近骨膜向上走行 16~42mm。而且，从眶上动脉主干分出深支的位置高低也很重要：在眶上缘水平或其下分出深支的占 79%，眶上缘水平之上 5.6~12mm（平均 8mm）分出深支的占 21%。根据这两个结果可判断眶上动脉走行的部位，注射额部时一定要避开皮下层注射，因为离眶上缘5.6~12mm以内都是眶上动脉深支的位置，所以高于这个范围再采用骨膜上注射的方式比较好。对于Ⅲ型来说，比眶上缘水平之上5.6~12mm更高的位置也要注意，因为Ⅲ型的深支可以贴近骨膜向上走行16~42mm（图2-6，图2-7）。

图2-5
眶上动脉走行方式分类

在"Ⅰ型"和"Ⅱ型"中，眶上动脉的浅支和深支都走行在皮下层，而"Ⅲ型"的深支则走行在额肌深面。

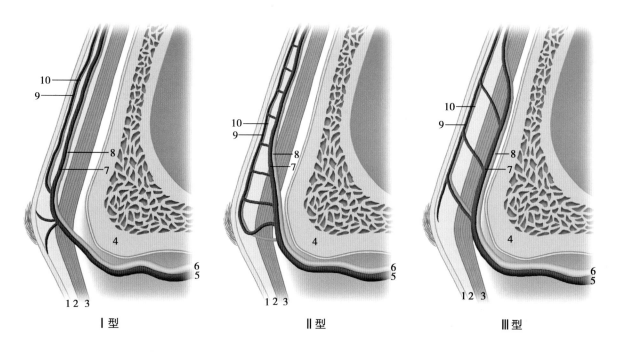

Ⅰ型　　　　　　Ⅱ型　　　　　　Ⅲ型

1 皮肤　2 皮下组织　3 额肌　4 颅骨　5 眶上动脉　6 眶上神经　7 眶上动脉深支　8 眶上神经外侧支　9 眶上动脉浅支　10 眶上神经内侧支

图 2-6

眶上动脉出眶的位置

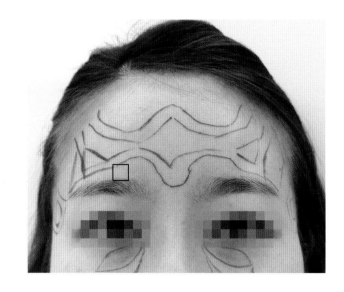

　　黑色方格标记处为眶上动脉出眶的位置。眶上动脉的深支是在眶上缘之上 12mm 内的骨膜上层分出，注射时应避开该危险区域。由于深支也可贴着骨膜走行到距眶上缘 12mm 之上（16~42mm），所以在该区域骨膜上层注射时仍要小心。黑色方格标记部位如有因皱眉肌收缩产生的皱纹，是不可以进行注射填充的。

图 2-7

眶上动脉损伤

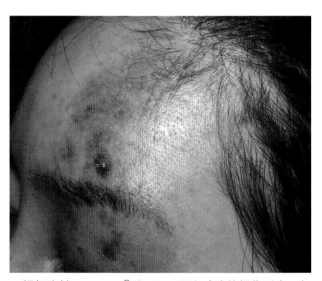 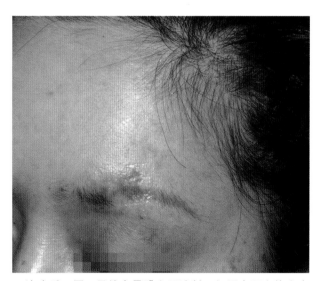

A 额部注射 Radiesse® 后 3 天，眶上动脉的损伤形态。如图可见眶上动脉损伤后，该血管供血区域出现大范围的病变。经治疗后，损伤最严重的部位仍可留下后遗症

B 治疗后 2 周。虽然在骨膜上层注射，但因在眶上缘上方 12mm 以内注射的原因，眶上动脉被阻塞

2. 滑车上动脉

滑车上动脉跟眶上动脉一样也是从颈内动脉系统的眼动脉分出，之后穿眶隔（orbital septum）沿眉间内侧的滑车上切迹走行，与眶上动脉及对侧的滑车上动脉相交通。

滑车上动脉出眶后也是向上方走行至额部的皮下层。为了治疗眉间皱纹而在该部位的皮下层注射填充剂时，可损伤阻塞滑车上动脉，继而出现皮肤坏死。且由于眉间部位的皮肤比其他部位更厚，填充注射后也更容易造成对血管的压迫（图 2-8，图 2-9）。

3. 侧鼻动脉

侧鼻动脉（lateral nasal artery）是面动脉从鼻翼沟位置分出的（图 2-10）。面动脉在颧大肌（zygomaticus major muscle）和颧小肌（zygomaticus minor muscle）深面走行至上方后，浅出至提上唇肌（levator labii superioris muscle）和提上唇鼻翼肌（levator labii superioris alaque nasi muscle）所在部位的皮下层。所以侧鼻动脉存在于皮下层（图 2-11）。据统计，并不是所有人的血管均按以上路径走行，但问题是很多医生认为血管总是走行在更深层次。

侧鼻动脉之所以重要，是因为注射鼻唇沟时经常容易损伤。侧鼻动脉走行在上颌骨前（premaxillary）与眶下区（infraorbital region）的鼻唇沟上方交界区的部位。该部位皮下层注射时，损伤血管的可能性较大（图 2-12）。

如图 2-13 所示，用含血管收缩剂的局麻药进行眶下神经阻滞麻醉（infraorbital nerve block）时，面动脉分支收缩，容易影响到上唇动脉（superior labial artery）、侧鼻动脉和鼻背动脉（dorsal nasal artery）。说明这些部位的血管互相连接交通，所以经常出现某一部位阻塞后其他血管也一并受到影响的情况。

图 2-8

滑车上动脉的走行路径

在皮下层注射填充改善眉间皱纹时，损伤滑车上动脉（见虚线方格放大后的局部解剖图示）比损伤外侧的眶上动脉的情况更常见，所以注射时要小心。

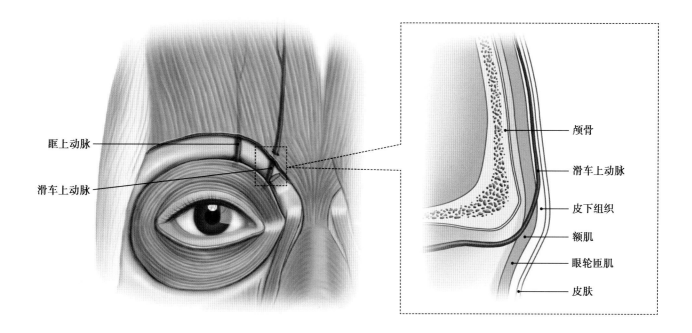

眶上动脉
滑车上动脉

颅骨
滑车上动脉
皮下组织
额肌
眼轮匝肌
皮肤

图 2-9

滑车上动脉的损伤

注射填充 5 天后，沿着滑车上动脉的走行区域发生的血管损伤。这是由于在皮下层填充引起的，尤其是该部位皮肤较厚，所以更易出现血管阻塞。

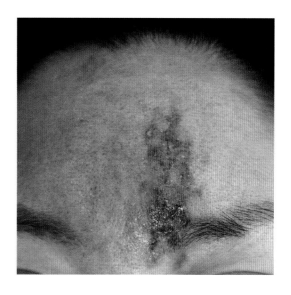

图 2-10

侧鼻动脉和周围血管

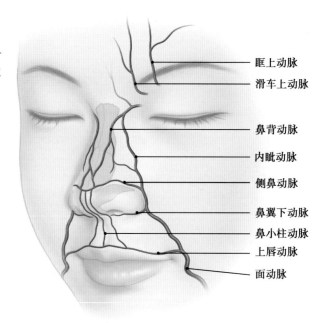

面动脉从鼻翼沟分出侧鼻动脉后，继续向上走行成为内眦动脉，并与鼻背动脉相交通。

眶上动脉

滑车上动脉

鼻背动脉

内眦动脉

侧鼻动脉

鼻翼下动脉

鼻小柱动脉

上唇动脉

面动脉

图 2-11

侧鼻动脉的走行位置

面动脉在颧大肌和颧小肌深面走行，向上移行到提上唇肌和提上唇鼻翼肌浅面的皮下层继续走行，在鼻翼沟分出侧鼻动脉。

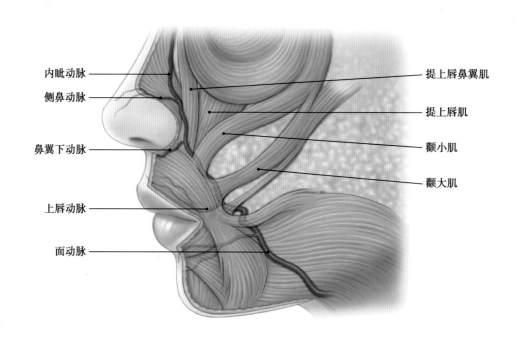

内眦动脉

侧鼻动脉

鼻翼下动脉

上唇动脉

面动脉

提上唇鼻翼肌

提上唇肌

颧小肌

颧大肌

图 2-12

侧鼻动脉解剖照片

侧鼻动脉位于鼻翼沟的皮下层（箭头所示），因此在该部位的皮下层注射很危险。

图 2-13

眶下神经阻滞后的苍白现象

眶下神经阻滞时，使用含肾上腺素的麻醉剂注射后，左侧的侧鼻动脉收缩导致上唇动脉的分布区域、鼻尖和鼻背都受到影响。

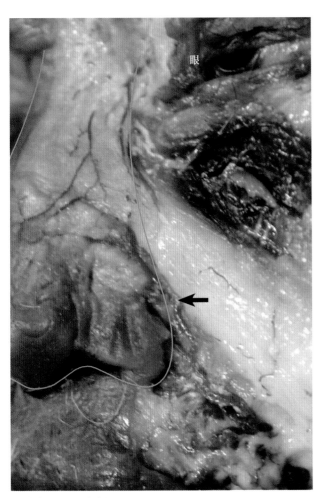

血管在皮下层的走行

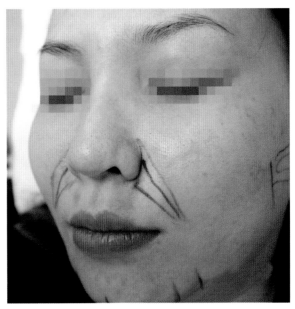

A 侧面

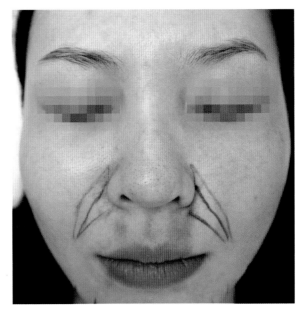

B 正面

图 2-14 为作者注射鼻唇沟前的画线设计，箭头指示的部位是侧鼻动脉向上走行至皮下层，再走向鼻尖的部位，该部位是最容易损伤血管的位置。大多数医生当初并没有想去填充该部位，但为了追求更好的效果而对该部位进行注射，常引起血管损伤（图 2-15，图 2-16，图 2-17，图 2-18，图 2-19）。

4. 鼻背动脉

鼻背动脉也是从颈内动脉发出的眼动脉的分支。其从眶内侧壁出眶后走向睑内侧韧带（medial palpebral ligament）上方到鼻部供应血液。

内眦动脉（angular artery）与对侧的鼻背动脉、侧鼻动脉均有交通支。如图 2-20 所示，可见与鼻背动脉相交通的血管之间的位置关系。鼻背动脉也在皮下层走行，在皮下层填充注射时损伤该血管的可能性较大（图 2-20）。

到目前为止介绍的四支血管中，眶上动脉、滑车上动脉、鼻背动脉是从颈内动脉系统发出的，只有侧鼻动脉是从颈外动脉系统发出的。颈内动脉系统发出的三支血管之所以危险，是因为在这些血管里注射的填充剂会逆流阻塞眼动脉引起失明（图 2-21）。侧鼻动脉和内眦动脉也可通过鼻背动脉逆流，与颈内动脉系统的血管相通，注射时一定要小心。

图 2-14

笔者所做的鼻唇沟注射前设计图

箭头所指是侧鼻动脉从皮下层上移走行到鼻尖的部位，是最容易损伤血管的位置。

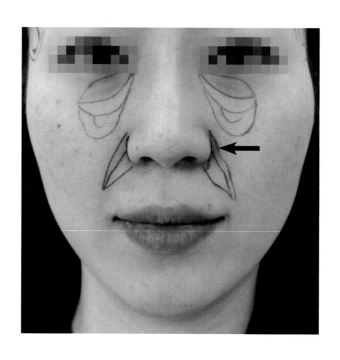

图 2-15

鼻唇沟注射后的血管损伤

使用透明质酸填充剂乔雅登 Juvederm®注射填充鼻唇沟后 4 天，发生了典型的侧鼻动脉阻塞症状。

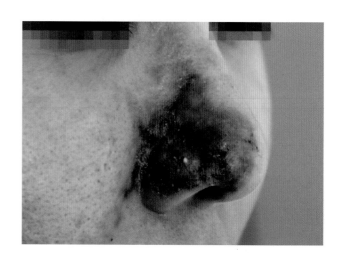

图 2-16

鼻唇沟注射后的血管损伤

使用透明质酸填充剂 Cugel®注射填充鼻唇沟后 1 周，血管阻塞后未进行适当治疗，出现了脓疱和结痂。侧鼻动脉和内眦动脉的分布部位能看见大范围的损伤改变。

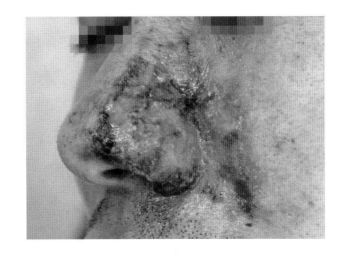

图 2-17

鼻唇沟注射后的血管损伤

使用透明质酸填充剂乔雅登 Juvederm Voluma®注射填充鼻唇沟后 3 天，侧鼻动脉损伤引起该血管分布部位形成脓疱。

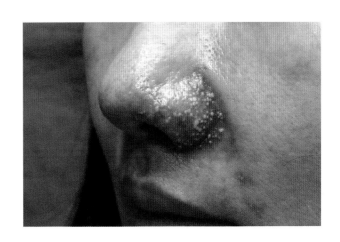

图 2-18

鼻唇沟注射后的血管损伤

使用透明质酸填充剂 Amalian®注射填充后 3 天，侧鼻动脉损伤后鼻翼沟上出现了脓疱和周围组织炎症。

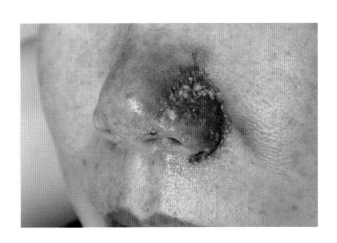

图 2-19

鼻唇沟注射后血管损伤引起的全面皮肤坏死

使用透明质酸填充剂乔雅登 Juvederm®注射填充鼻唇沟后 1 个月，侧鼻动脉损伤后未及时治疗，导致鼻翼一侧全层完全坏死。

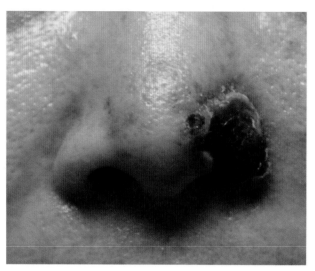

A 正面观

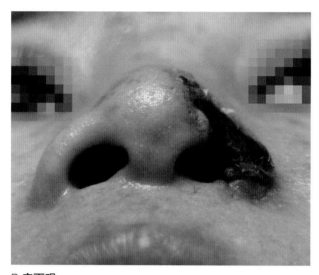

B 底面观

由于这些血管大部分在皮下层走行，因此应尽量避免在皮下层注射。不得不注射时，可使用 23G 以上较粗的针头，注意不要用过大的推注力注射。推注力过大容易引起动脉血管内的填充剂逆流，导致失明等严重的并发症（图 2-22）。

图 2-20

鼻背动脉和周围血管

鼻背动脉与侧鼻动脉相互交通（如箭头所示），在皮下层走行。鼻部的血管主要分布在比 SMAS 层浅的皮下层。

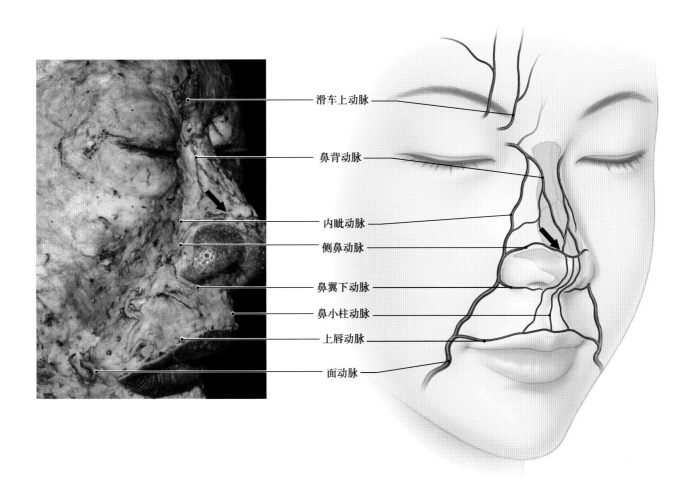

滑车上动脉

鼻背动脉

内眦动脉

侧鼻动脉

鼻翼下动脉

鼻小柱动脉

上唇动脉

面动脉

图 2-21

面部动脉的来源

黑色标示的是源自颈外动脉系统的血管，红色标示的是源自颈内动脉系统的血管且通过眼动脉出眶。填充剂可能进入的颈内动脉系统的通道血管很重要，主要有：滑车上动脉、眶上动脉、鼻背动脉。

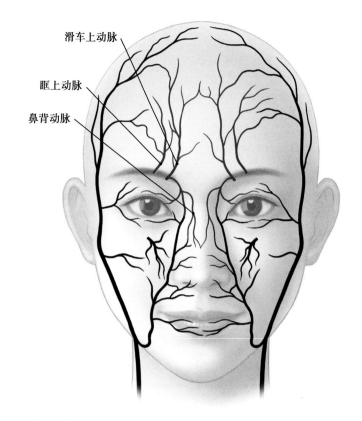

滑车上动脉
眶上动脉
鼻背动脉

红色，颈内动脉系统
黑色，颈外动脉系统

图 2-22

尸体动脉注入乳胶后留下的动脉铸型

因面部许多血管连接成致密的交通网，注射操作要避开血管实际上很难。尤其是皮下层，血管交通网很丰富，找到血管分布较少的层次进行注射很重要（于大连冯·哈根斯生物塑化所拍摄）。

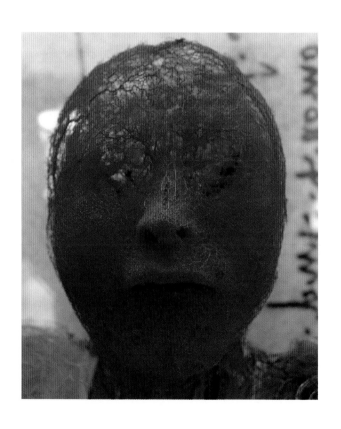

图 2-23

鼻尖出现的坏死

注射 Radiesse® 后 3 天，坏死程度快速进展的状态。鼻尖比其他部位更快出现坏死。

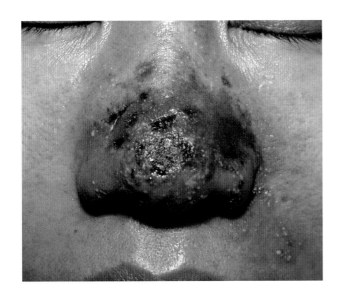

（三）末端区域

末端区域是指该区域的皮肤特性和解剖结构与周围组织不一致，就像半岛一样被单独"隔离"的部位。代表部位是鼻尖。鼻尖比鼻背皮肤厚，且鼻尖与皮下层深面的表浅肌肉腱膜系统（superficial musculoaponeurotic system，SMAS）层之间具有独特的致密坚韧的连接结构。因为这种独特连接结构的原因，注射填充时压力不会扩散到周围，因此引起局部坏死的可能性很高（图 2-23）。

与此相比，鼻背皮肤没有鼻尖厚，且与皮下层和 SMAS 层结合较松散，与鼻尖相比局部坏死的可能性更小。在鼻尖这样的孤立部位注射时，为了减少组织上增加的压力，应将填充容量减到最大值的 70% 以下，这一点非常重要。对于注射后容易发生肿胀的填充剂，如 Radiesse®、Ellanse® 等，注射时要同时考虑肿胀引起的压力增加，所以应减到最大值 60% 以下的容量注射较好。

基于这些情况，在鼻尖注射术后第 2 天，应联系求美者询问注射部位的颜色、疼痛、肿胀等情况，有异常症状者应立即行减压治疗。

（四）血管孔

血管孔（vascular foramen）是血管从面骨骨骼穿出来的孔。在面部从血管孔穿出的重要血管有：从眶下孔穿出的眶下动脉和从眶上孔穿出的眶上动脉。

在有血管穿出的血管孔上进行注射时，损伤血管的可能性会增加。这是因为从血管孔穿出的血管的一端的位置是固定的，就像用手把血管一端固定后，注射针更容易穿刺入血管一样，所以血管孔是很危险的部位。在这些部位注射填充剂或注射麻醉剂时，要小心血管损伤和神经损伤。

二、安全部位

填充注射的安全部位（表2-3）是与危险部位相对应的。如果填充部位的皮肤又软又薄，那么注射后的压力就不会受到组织限制，随着皮肤表面积的增大，张力会分散减小。

【表2-3】　注射填充的安全部位

安全部位	皮肤薄、柔软的区域
	骨膜上层
	非孤立区域
	具有较多吻合的血管网
相对安全部位	肌肉层
	吻合较少的血管网

骨膜上层和软骨膜上层是人体组织中血管分布较少的部位，是手术剥离的常用层次，对注射填充术来说也是安全的层次。

在末端区域如鼻尖注射时，因压力不能扩散到周围，所以会更加危险。而鼻背与周围组织不是孤立的，注射时压力会分散到周围，因此会较安全。鼻尖和鼻背的区别在于，按压皮肤左右推动时，会感觉鼻尖的组织较紧致，而鼻背感觉较顺滑、可推动。鼻尖和鼻背的SMAS层与皮下层结合程度也有差异，这也会影响到对周围组织的孤立性。

图 2-24

注射填充的危险部位

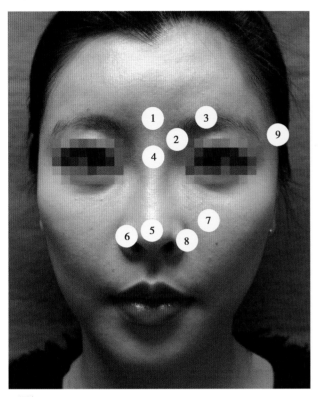

1 眉间
2 滑车上动脉穿眶隔出眶的部位
3 眶上动脉出眶的眶上孔或眶上切迹
4 鼻根
5 鼻尖
6 鼻翼
7 眶下孔
8 鼻唇沟
9 颞区

发生血管阻塞时，如果该血管与周围血管交通支多的话，会更容易受到血液代偿供应，也可认为是安全部位。尤其是嘴唇周围和眼周皮肤，相比其他部位出现坏死的概率较低。

很多人觉得肌肉层是安全部位，其实肌肉层虽然较柔嫩容易分散压力，但比骨膜上层的血管更多，因此只能称为相对安全的部位。

三、危险部位的特点和注射方法

前面已阐述的面部注射填充的危险部位综合内容如图 2-24 所示。

（一）眉间

眉间皮肤较厚，在皮下层有颈内动脉的分支滑车上动脉走行。眉间由于皮肤较厚，是较易引起局部性坏死的部位，如果在眉间直接注射到血管内也可能导致失明和脑梗塞现象。

为了避免出现这些情况，填充注射量要最小化，需考虑到滑车上动脉的走行。眉间皱纹一般与滑车上血管的走行位置重合，因此在填充眉间皱纹时一定要非常小心。

皮肤较厚的人，滑车上动脉除了走行在眉间纹及周围区域以外，还走行在穿透眶隔后的邻近区域，在该区域进行注射填充时需要多注意（图 2-25）。

图 2-25

滑车上动脉穿眶隔出眶的部位

箭头所示为滑车上动脉穿眶隔出眶的部位。

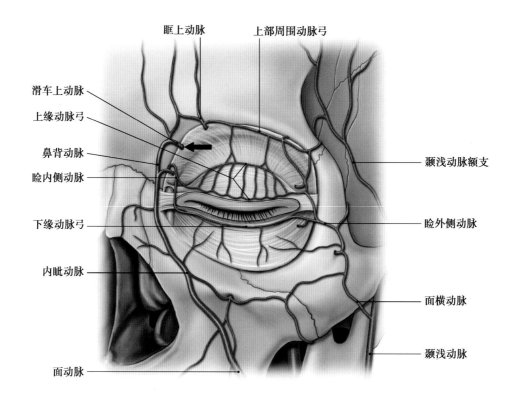

因此，笔者本人采用在皮下层和骨膜上层同时注射的"高氏堆砌填充法"（Koh's block masonry）（图 2-26）。在骨膜上层注射时，针头找到滑车上动脉穿透眶隔的部位后，退针确认是否出血，没有出血则再进针回到当初位置的前方进行注射。这时应使用 23G 以上的粗针，注射时的推注力也应尽量最小化。骨膜上层注射时，每点都用最小量注射形成小堆砌体，在眉间皱纹深部形成基底，通过这个基底再进行皮下层注射填充。皮下层注射时需要更加注意，皮下层也是穿刺后先退针，确认无出血情况后再进针，用 23G 针头轻柔、缓慢地注射，确保皮下张力不会

过大。

要考虑到透明质酸填充剂注射后的肿胀和吸水性带来的更加饱满的效果，需通过调节注射量来调节皮肤的张力。如果眉间皱纹达到最大改善程度时所需的注射量是 100% 的话，只注射 70% 的量较适合。

（二）额部

额部的眶上动脉也是颈内动脉系统的分支，如直接注射到血管内有可能引起失明和脑梗塞。请参考图 2-5 和图 2-6 所示的眶上动脉走行，避免在危险部位进行注射。

如图 2-5 所示，眶上动脉分出的深支和浅支可有三种类型的走行，最终均走行到皮下层。所以，额部注射时应避开皮下层，在骨膜上层注射比较安全。由于Ⅲ型中深支可以贴骨膜表面向上走行到离眶上缘 16~42mm 的高度，而分出深支的位置在距眶上缘 12mm 内，所以在骨膜上层注射时，绝对不要注射在距眶上缘 12mm 水平以下，在距眶上缘 12~42mm 的骨膜上层注射时也一定要小心。

图 2-26
"高氏堆砌填充法"（Koh's block masonry method）

像堆砌建筑材料一样把填充剂从最深部整整齐齐地堆起来，利用少量填充剂即可安全有效地调整皱纹。

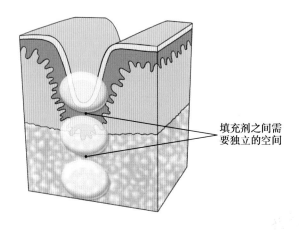

填充剂之间需要独立的空间

像额部这种范围较宽、注射面积较大的区域，想要在注射中减少血管损伤并且均匀注射，笔者推荐的注射方法是"高氏扩张技术"（Koh's expanding technique）（图2-27）。"高氏扩张技术"是对额部和颞部等面积范围较大的部位比较合适的方法。该方法用长针头将填充剂注射到一个区域后，逐渐加宽填充剂的区域做出均匀光滑的形状。需要加宽填充区域时，针头应在前一个刚注射完的填充区域边上（而不是区域之外），用不握注射器的手（大部分是左手）按压现有填充区域以增加内部压力，需要加宽的方向不按压以减少压力，通过压力差将继续注射的填充剂诱导到压力更小的方向。

这和用水压剥离的水分离术是一样的原理。针头不用直接穿刺到需填充的部位，而是先填充前一区域，再从已经填充过的区域逐渐加宽注射，这是减少血管损伤的一个有效方法。

传统的注射方法对大范围区域的注射填充有一定的限制。过去常用短针头，注射额部时首先注射某一个部位，形成填充区域后，再在旁边注射填充出新的区域。这两个区域之间不是一个连续的空间，而是独立的两个分开的空间，而区域之间再注射做出

图2-27

"高氏扩张技术"（Koh's expanding technique）

可在额部和颞部等大范围注射填充时应用。用长针头将填充剂注射到一个区域后，逐渐加宽填充剂的区域形成均匀光滑的形状（如黄色箭头所示）。如果填充剂是独立注射的，填充剂之间有空缺不连续的情况下，很难形成均匀光滑的形状（如黑色箭头所示）。

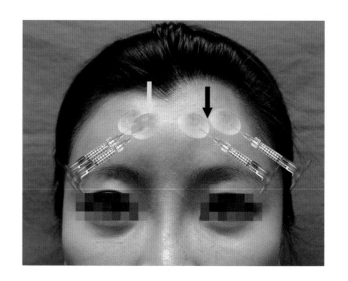

光滑平整的外形很难。且多次穿刺后，血管损伤的可能性增加，出现并发症的可能性也会增加。

（三）鼻根

鼻根是鼻背动脉分布的部位，该血管也是颈内动脉系统的分支，因此，如误将填充剂注入鼻背动脉，也有出现失明和脑梗塞的可能性。最近经常发生失明的原因之一就是鼻部注射时，在鼻背动脉内直接注射的填充剂逆流进眼球内的血管，从而导致失明。当然这与鼻部微整形在韩国国内是进行得最多的微整形项目也有关。

鼻根皮肤同鼻尖皮肤不一样，比鼻尖薄，也不是末端区域，与 SMAS 层结合得不强，是一个不容易出现局部性坏死的部位。但最近为了做出更挺翘的鼻子，皮下层注射频率增多，在皮下层走行的鼻背动脉损伤后，出现局部性坏死和失明的概率也增大。且频繁使用长钝针进行鼻部微整形的危险度更大（图 2-20，图 2-28）。

为了预防该情况的发生，使用更粗的针头或钝针较好。使用 23G 以上较粗的锐针，经过鼻骨与鼻软骨结合处时，握注射器的手应尽量往上抬，以便针头能向深层穿刺推进，针头才会从结合处到鼻根始终走行在骨膜上的层次，避免注射到危险的皮下层。使用锐针的优点是医生可以直接穿刺

图 2-28
鼻部皮肤剖面图

在鼻根 SMAS 层浅侧的皮下层可见血管的横截面（如图箭头所示），该部位注射时损伤鼻背动脉的可能性较高。

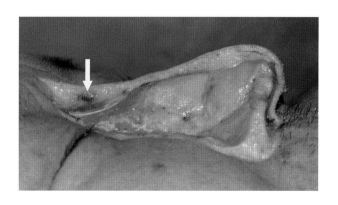

到所需的位置。然而大部分医生喜欢用钝针，但钝针的前端不容易直接进入医生所需的位置，常进入生理结构上疏松的皮下层。所以使用钝针时，一定要多注意注射的动作手法。使用钝针时，建议选择 21G 以上的粗钝针，这样更容易调整进针方向，针尖到达鼻骨与鼻软骨结合处时，同样需要握注射器的手往上抬起，此时钝针头走行在鼻骨上面有刮骨面的感觉，这样进行的深部注射较安全（图 2-29）。

比这些方法更容易掌握的是用短针头或钝针从鼻背直接穿刺到骨膜上，这种方法对预防失明的效果更好。

（四）鼻尖

鼻尖的皮肤较厚，且是与 SMAS 层结合致密的孤立区域。由于鼻尖部与周围皮肤的差异，因此，如果为了追求效果而进行了过度填充，局部压力不能扩散到周围，会直接造成鼻尖的皮肤出现局部坏死。尤其是较坚韧而不够柔嫩的皮下层最易受损。

有些医生为了实现更好的翘鼻效果，采用了皮下层注射填充剂，但这样容易损伤在皮下层走行的侧鼻动脉。假设鼻尖可承受的最大填充压力是 100%，则实际注射时应控制压力在 70% 以内。剩下的 30% 要考虑到注射填充后产生的肿胀和填充剂吸水性等。填充鼻尖时，注射在鼻翼软骨（alar cartilage）之间的软骨膜上较为安全（图 2-30）。注射时若鼻尖变宽，

图 2-29
使用钝针进行鼻部注射填充的一般进针路径

蓝色线段表示鼻骨表面的位置和角度。用长针头从鼻尖开始注射时被鼻根部的鼻骨阻挡（如黄色箭头方向所示），针头尖端沿黄色箭头方向继续走行会浅出到皮下层。如将填充剂注入该部位的鼻背动脉，其可逆流到源自颈内动脉的眼动脉，引起失明或脑梗塞。所以在鼻骨和鼻软骨结合处应调整针尖方向与鼻骨表面方向一致，抬高注射器角度沿骨膜上层进针后再注射。

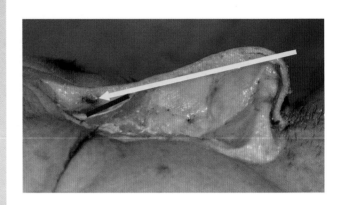

图 2-30
鼻尖填充位置

　　鼻尖填充时，在两侧鼻翼软骨中间正上方紧贴软骨进行注射，以避免填充剂向浅层的鼻尖皮肤移位更为安全。

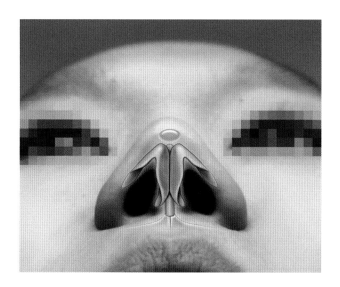

应停止注射，1~2 周后再注射，此时鼻尖不会变宽只会变高。本人在鼻尖注射时使用的是 23G 锐针头。

（五）鼻翼

　　鼻翼（ala nasi）是比鼻尖更紧实致密的部位，在调整该部位时如注射填充过多，容易出现局部性坏死。同样由于皮肤紧实致密的原因，此处注射填充后改善的凹陷可在 2 周内恢复到原来的状态，因此不必过多地注射。

（六）眶下孔

　　最近，要求通过注射填充术来改善黑眼圈的求美者增多，因此上颌骨前区（premaxillary area）的注射也增多。关于眶下孔及周围组织的解剖层次，可参考图 2-31，一般在眼轮匝肌下脂肪垫（sub-orbicularis oculi fat，SOOF）之上注射比较安全（图 2-32）。

　　但在更深层，在眶下血管和神经穿出的眶下孔上注射的话会很危险。当血管和神经的一端被固定后，注射时损伤血管神经的危险性更高。眶下孔的位置就像是在眶下缘向下一层阶梯的地方，因此，在眶下孔的区域，从上往下进针比从下往上进针更安全，损伤血管神经的可能性低较（图 2-33，图 2-34）。

图 2-31

"黑眼圈"部位的解剖结构

在眼轮匝肌下脂肪垫（SOOF）注射以改善上颌骨前区的"黑眼圈"是一种较为安全的方法。

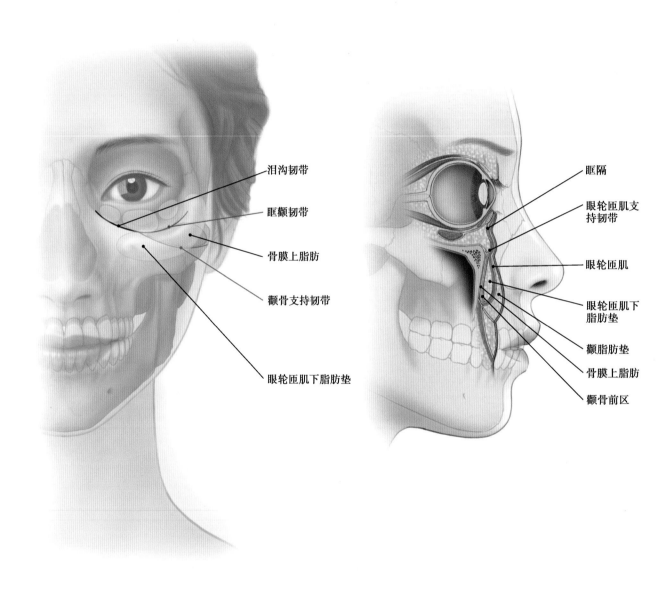

泪沟韧带

眶颧韧带

骨膜上脂肪

颧骨支持韧带

眼轮匝肌下脂肪垫

眶隔

眼轮匝肌支持韧带

眼轮匝肌

眼轮匝肌下脂肪垫

颊脂肪垫

骨膜上脂肪

颧骨前区

图 2-32

尸体上注射的白色填充剂

可见眼轮匝肌下脂肪垫（SOOF）部位注射的白色填充剂。

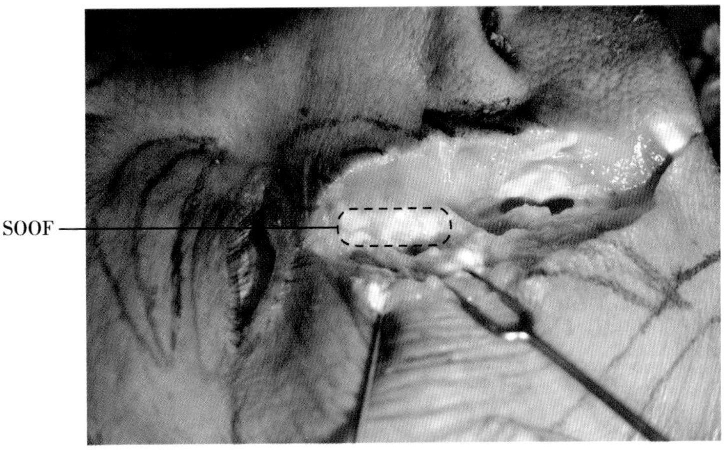

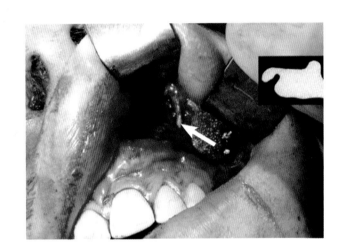

SOOF

图 2-33

眶下动脉从眶下孔穿出的形态

从口腔内观察眶下血管和神经（如箭头所示）。在眶下孔部位直接注射填充剂时，损伤血管和神经的可能性会增高。

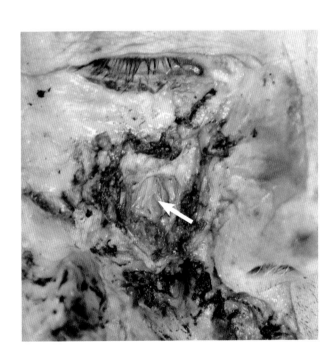

图 2-34

眶下血管和神经

去除眼轮匝肌下脂肪垫（SOOF）后，观察眶下血管和神经（如箭头所示）。蓝色染料区为注射填充改善"黑眼圈"的位置。

（七）鼻唇沟

鼻唇沟（nasolabial fold）也是填充注射最多的部位之一，同样也是常出现并发症的危险部位。该部位需要注意的血管是：面动脉在鼻翼沟位置分出的分支走行到鼻尖的侧鼻动脉。面动脉在颧大肌和颧小肌深面走行到提上唇肌和提上唇鼻翼肌的浅面的皮下层。因此，侧鼻动脉存在于皮下层。据统计，并不是所有人的血管均按以上的路径走行，但在该区域的皮下层注射时一定要注意。另外要注意的是，鼻唇沟注射时经常损伤侧鼻动脉。在上颌骨前与眶下区的鼻唇沟上方交界区是侧鼻动脉在皮下走行的部位。在该部位皮下层注射时，损伤血管的可能性较大（图 2-11，图 2-12）。如图 2-35 所示，箭头所示为侧鼻动脉损伤可能性最大的部位。该血管损伤可导致鼻翼和鼻尖坏死，如果填充剂进入内眦动脉或通过交通支进入鼻背动脉，则可能引起失明或脑梗塞（图 2-10）。

图 2-35
鼻唇沟注射的危险部位

箭头所示部位是侧鼻动脉经常出现损伤的部位，损伤后可出现鼻翼和鼻尖坏死。填充剂如继续向上扩散，通过内眦动脉或侧鼻动脉可直接进入鼻背动脉，引起失明或脑梗塞。

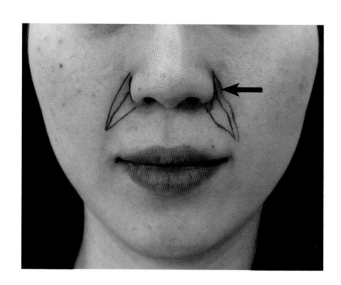

注射鼻唇沟时损伤侧鼻动脉，反而常见于操作熟练的医生而非不熟练的医生，常因某些已逐渐有信心的医生为了追求更好的效果在侧鼻动脉走行的皮下层注射而引起。所以注射时一定要记住侧鼻动脉的走行路径和皮下层操作的危险性。

（八）颞区

颞区（temporal region）常用的注射层次是皮下层和骨膜上层这两个层面。

皮下层注射时，要避开颞浅筋膜层走行的颞浅动静脉（superficial temporal vessels）。在颞区皮下层走行的血管虽然容易损伤，但并不是很危险（图 2-36）。

但另一方面，皮下层血管损伤后，经常容易出现淤青，这对医生来说也会有负担。为了解决这个问题，注射在骨膜上层比皮下层更加安全。但从深层填充时需要更大剂量的填充剂才能达到饱满的效果，且该部位注射时一定要掌握颞中静脉（middle temporal vein，MTV）的结构。该静脉在颞深筋膜（deep temporal fascia）浅层的深面，水平方向经过颞窝（temporal fossa）之后，连接颞浅静脉（superficial temporal vein）。颞中静脉的体表投影在颧弓的颧点（jugale）上方 23.5mm（15.7~33.6mm）左右，在颧弓点（zygion）上方 18.5mm（12.5~23.5mm）左右，大概离颧弓一指宽。避开经过这里的颞中静脉注射，不容易出现严重的淤青（图 2-37）。

为了避免颞部骨膜上层注射到颞中静脉以及深层注射需要更多的剂量，笔者更倾向于在皮下层注射（图 2-38）。

为了预防该部位注射引起的血管损伤，建议使用"高氏扩张技术"注射（图 2-27）。

图 2-36
颞区的解剖层次图解

颞浅筋膜层里有颞浅动静脉走行，在皮下层或骨膜上注射更安全。

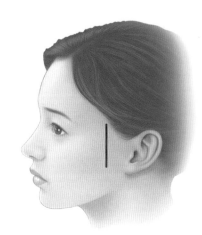

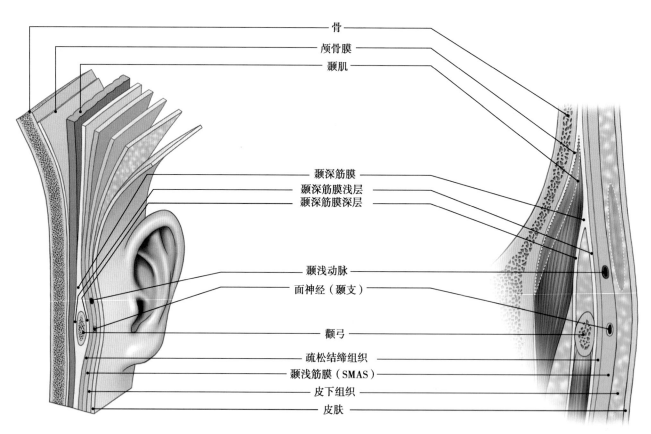

骨
颅骨膜
颞肌

颞深筋膜
颞深筋膜浅层
颞深筋膜深层

颞浅动脉
面神经（颞支）

颧弓
疏松结缔组织
颞浅筋膜（SMAS）
皮下组织
皮肤

A 颞区的解剖层次　　　　　　　　　　B 颞区注射填充在骨膜上层和皮下层的位置（虚线范围）

图 2-37

颞中静脉的位置

颧弓到颞中静脉的距离如下图所示，颞中静脉离颧弓约为一指宽。

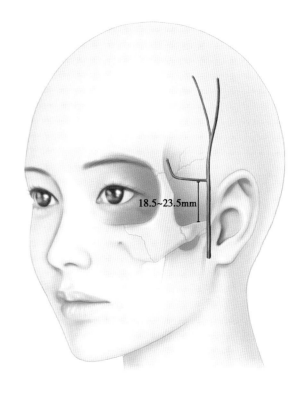

图 2-38

颞区皮下层注射的填充剂

蓝色为填充剂所在位置。切面可看见颞区的多个层次。皮下层是能避开颞区重要结构的安全层面，且比骨膜上层所需的注射量更少，是较适合的注射层次。

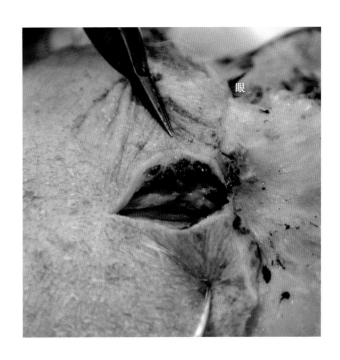

参考文献

Erdogmus S, Govsa F. Anatomy of the Supraorbital Region and the Evaluation of it for the Reconstruction of Facial Defects. J Craniofac Surg. 2007;18:104-112

Ha RY, Nojima K, Adams WP, et al. Analysis of Facial Skin Thickness: Defining the Relative Thickness Index. Plast Reconstr Surg. 2005;115:1769-1773

Joel E. Pessa 저, 김일환 역. 얼굴해부학. 서울: 정우의학서적. 2013

O'Brien JX, Ashton MW, Rozen WM, et al. New Perspectives on the Surgical Anatomy and Nomenclature of the Temporal Region: Literature Review and Dissection Study. Plast Reconstr Surg. 2013;131:510-522

Saban Y, Amodeo CA, Bouaziz D, et al. Nasal Arterial Vasculature. Arch Facial Plast Surg. 2012;14:429-436

Wong CH, Hsieh MK, Mendelson B. The Tear Trough Ligament: Anatomical Basis for the Tear Trough Deformity. Plast Reconstr Surg. 2012;129:1392-1402

Jung WS, Youn KH, Won SY, et al. Clinical Implications of the Middle Temporal Vein With Regard to Temporal Fossa Augmentation. Dermatol Surg. 2014;40:618-623

김희진, 서구일, 이홍기 외. 보툴리눔 필러 임상해부학. 서울:도서출판 한미의학. 2015;51-52

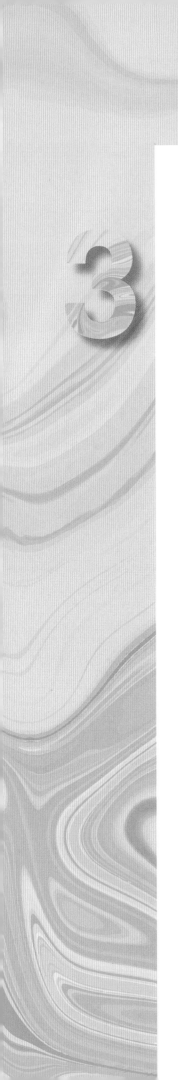

第3章

坏死
Necrosis

　　填充注射术后出现坏死的情况令人恐慌，原本安全的玻尿酸突然变得可怕。坏死最令人恐慌的原因是症状出现后未及时治疗而留下永久性瘢痕。

　　对于医生来说，自身注射技术达到一定程度时发生坏死的案例反而比刚开始更多。这听起来会让人觉得惊讶，但实际上，操作熟练的医生更容易出现坏死的原因是其在熟练后更容易增加注射量和注射部位，容易在验证自己的想法前就注射而犯错。这说明，大家认为玻尿酸简单，但根本原因是接受关于坏死预防和处理的培训不够。

　　本章将详细介绍坏死的发生原理、分类、诊断、治疗。

一、坏死的定义和发生原理

（一）定义

坏死是缺血加重后导致组织永久性损伤和破坏的现象。组织内供血减少出现缺血后，组织的生命力消失，导致正常防御机制破坏而产生坏死。这个过程伴随感染变成感染性坏死后会发生大范围的组织破坏。

坏死起因是血液供应减少，与血管直接堵塞或被周围压力压迫有关。填充注射产生的坏死大部分是填充剂增加血管周围压力引起的。针头直接注射到血管内出现坏死的可能性很低。

血管周围压力增加容易出现坏死的条件如下：

- 靠近表层注射；
- 皮肤较厚者；
- 皮肤硬；
- 紧密的皮肤；
- 注射填充量多；
- 肿胀过度；
- 细的针头。

（二）发生机制

如图 3-1 所示，血管网越靠近真皮层会越薄且紧密。皮肤表层比深层质感更紧密和坚硬，越靠近表层注射导致血管压迫的可能性越大。且大量注射会增加压力，注射后周围肿胀时压力会更高。

关于填充注射，很多误解认为细针头较安全。按照伯努利（Bernoulli）效应，细针头的压力比用粗针头注射的压力更高。因为针头细，医生容

图 3-1

皮肤截面图

皮肤越往真皮层越细密和紧实，越往皮下层越柔软和松弛。

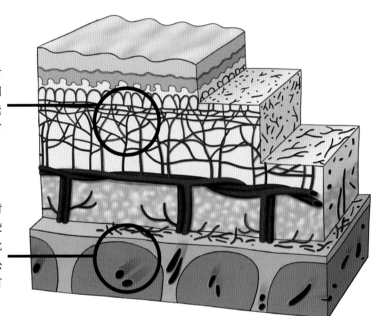

在表层填充注射时，血管网薄，周围组织细密和紧实，压迫血管的可能性增高

在深层填充注射时，血管较厚、较强，但周围组织比表层相对柔软和松弛，压迫血管的可能性较少

易有发涩的推感，更容易施加过大的推注压力，这时无法控制局部注射的剂量，反而增加了血管压迫的可能性。另外，细针头更容易直接扎进血管里，填充注入血管内的可能性也很大。因此，可想而知细针头比粗针头更危险。

血管内注射危险性增加的情况如表 3-1 所示。

【表 3-1】 血管内注射的危险性

	针头口径细（27G 以下）
增加血管内注射的危险性	在高压下注射
	在出血的部位施加压力时
	注射在血管密集区域时

在血管密集部位注射时，扎针部位突然肿起来是明显的出血反应。这时为了止血会压迫出血部位，但填充注射时压迫出血部位会导致栓塞，因此要避免。出血表示血液通过损伤的血管流出组织，如果这时加压的话会导致填充剂进入血管内。注射过程中出血时应暂停注射，拔出针头让血液流出或等到自然止血时会更好。

二、坏死的分类

填充注射引起的坏死可分为局部性坏死和扩散性坏死。局部性坏死指坏死部位与注射部位一致，而扩散性坏死指从注射部位开始按照血管分布出现坏死形状的扩散现象（图 3-2）。扩散性坏死最严重情况是填充剂进入血管内扩散，引起失明或脑梗塞。

（一）局部性坏死

小血管分布于真皮层，与靠近真皮层的皮肤浅层形成血管网，因真皮层较结实，对该部位注射时压力不会扩散到周围，压迫血管后会引起局部性坏死。这时，注射部位的血液循环阻断引起注射部位立刻变白。变白的局部缺血现象大概 30 分钟内结束，之后变深粉色，48 小时以后出现脓疱。之后合并感染导致坏死。

图 3-2

血管堵塞引起两种典型的坏死过程

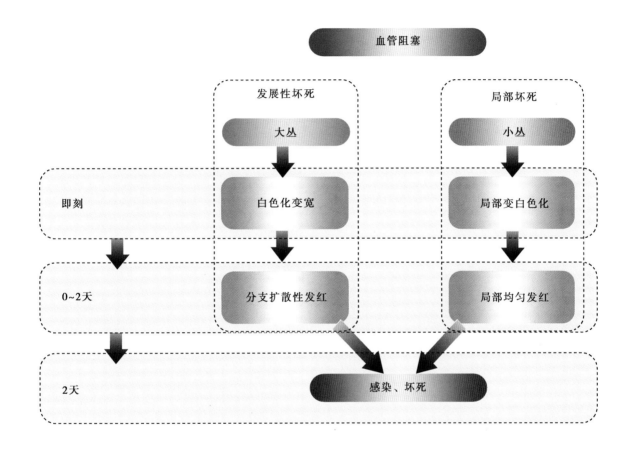

　　轻微血管压迫引起的脓疱稀疏且数量少，颜色是浅粉色，这时无需特殊的治疗。严重血管压迫会引起颜色变成酒红色，且每个皮脂腺部位都出现紧密的脓疱。脓疱在皮下层像地下水管一样互相连接，大范围皮下组织的感染性坏死进行过程中，组织逐渐消失，留下凹陷瘢痕。未及时进行治疗的话，排出的体液会变成硬的结痂覆盖在坏死组织的表面。变厚的结痂下面的脓疱排不出来会致使感染性坏死继续进行，导致皮下层破坏后形成更严重的凹陷性瘢痕。因此，决定治疗方案时，提前了解这些发病过程是十分重要的（图 3-3，图 3-4）。

图 3-3

不严重的局部性坏死

透明质酸填充剂 Perfectha®术后 3 天，出现局部性坏死的求美者。鼻尖填充后 3 天治疗前的状态。脓疱数量增多，看起来严重。但整体脓的量少且基底颜色是粉红色，炎症程度偏低，治疗预后估计良好。

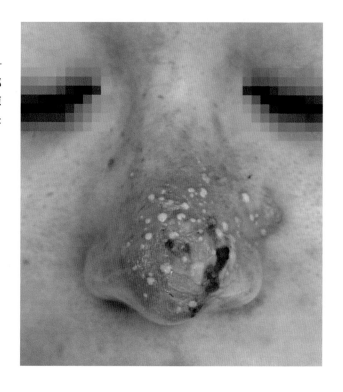

图 3-4

严重的局部性坏死

永久填充剂 Perform®注射后第 4 天发现几个损伤部位。周围组织颜色是酒红色，脓疱已经全面扩散。最大损伤部位变成黑色坏死组织。可判断预后不太好。

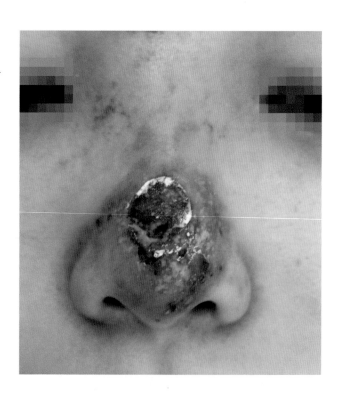

治疗

（1）减压

填充部位颜色变白时需立即减压，及时减压比其他任何治疗方法都有效。因需要彻底溶解填充剂，溶解酶的用量要比常规剂量多。笔者在发现鼻尖部位颜色发生变化时，会把 1 瓶（1 500U）透明质酸酶溶于 1~1.5ml 生理盐水进行注射，注射后进行轻柔地按摩。即使比常规剂量多，但如果未足量注射没能完全溶解的话，缺血会导致组织脆弱，再重新溶解的话组织损伤更大。为了更好的治疗效果，笔者推荐大剂量溶解。透明质酸酶不能溶解掉的永久性填充剂和含钙填充剂要利用 18G 粗针的负压进行抽吸以尽快清除。

为预防注射术后未及时发现颜色变化的情况，注射后第 2 天一定要和求美者联系，确认注射部位有无颜色变化及其他特殊症状。通过电话联系时，应让求美者在发现有肿胀、颜色变化、疼痛等异常症状情况下及时发送自拍照片，即使症状不严重也要让求美者来医院复查较好。虽然注射当天的症状较轻微，但注射过程不够完美会导致第 2 天肿胀更加重，所以即使当天的症状轻微也不能避免第 2 天症状变得更严重。脓疱一般在注射48 小时后出现，一般这时医生哪怕没同求美者联系，求美者也会来医院咨询。因此，为了更快进行减压治疗，术后 1 天就算是轻微的症状也要确认，这一点很重要。也有些求美者会出现严重症状，但自以为不严重而未告诉医生实情，所以让求美者直接传自拍照片给医生确认较好。

（2）换药（图 3–5，图 3–6）

1）清理脓疱

48 小时内没减压或减压后还存在血管严重压迫的情况下，48 小时后皮脂腺孔会形成脓疱。严重时 36 小时内就会形成脓疱，考虑到 48 小时内形成的脓疱会发展成严重的坏死，一定要积极地进行治疗。

清理脓疱时需要挤出脓液，但鼻部、上唇部、眉间部位连接的三角区部位是静脉血直接进入颅内的危险三角地带，应轻轻、小心地挤压脓疱。更准确的描述是"虽然轻柔地挤压，但尽量清除脓疱"。清理脓疱时，除了皮脂腺孔里的脓疱以外，还要挤压没有脓疱的皮脂腺孔，确认是否出脓。适当排脓后无需其他特殊治疗，只需口服抗生素。

图 3-5

不严重的局部性坏死治疗过程

透明质酸填充剂 Perfectha®注射后出现局部性坏死的求美者，经过适当的治疗后恢复良好。

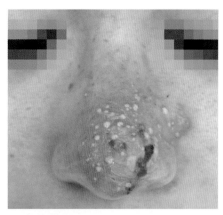

A 鼻尖注射后 3 天，治疗前状态。因脓疱数量多看起来严重

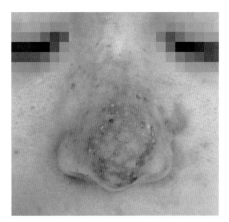

B 第 4 天，第 1 次治疗前。是脓疱形成多的时期，2~4 天内至少每天 2 次清除脓疱，防止脓疱扩散很重要

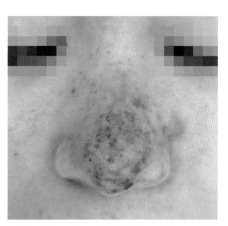

C 第 4 天，第 2 次治疗前。每天 2 次治疗后脓疱不再形成并逐渐减少

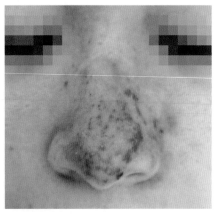

D 第 5 天状态。脓疱不再形成时，换药次数减少到每天 1 次，盖好伤口帮助损伤皮肤的再生

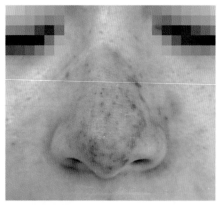

E 第 6 天状态。为了使伤口不干燥要进行密闭性换药

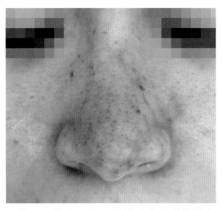

F 第 8 天状态。拿下敷料后若皮肤维持良好不需要盖上敷料。这时，损伤部位对紫外线很敏感，需向求美者多强调防晒，一定要注意色素沉着（post inflammatory hyperpigmentation，PIH）

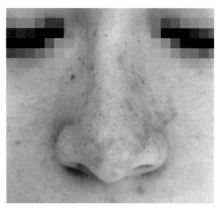

G 第 3 周，恢复良好。损伤的皮肤以后还会出现小脓疱或皮肤炎等小问题，需要继续观察恢复情况

脓疱一般在填充后 48~72 小时快速扩散，第 4 天开始减少，直到第 6 天完全消失。术后 2~4 日（或再加 1 日）是脓疱形成最多的时期，为了预防凹陷瘢痕形成，应每日早晚清理脓疱，尽量避免感染，以防进一步引起皮下组织坏死。急性脓疱消失后，在坏死部位和周围会间歇性出现脓疱，这些情况需提前告知求美者后再进行治疗。

2）湿润换药

坏死的皮肤组织水分消失得很快，与没清理的脓疱会形成痂皮覆盖伤口。痂皮下面没排出的脓液逐渐破坏正常皮下层，加重凹陷瘢痕。因此，有脓疱时应及时换药避免结痂。

湿润换药可理解为代替结痂的功能。湿润换药时笔者倾向于使用细密的凡士林纱布。治疗初期，先清除脓疱和脓液，保持伤口部位的干净，涂聚维酮碘（碘伏）后贴凡士林纱布。脓疱继续形成期间，每次换药时需更换凡士林纱布，若没有脓疱形成则无需使用凡士林纱布。另外，虽然再生贴和创可贴是可以长期贴不用更换的有效产品，但这样反而阻挡脓疱的排液，因此不太推荐使用。

图 3-6

严重局部性坏死的治疗过程

　　永久填充剂 Perform®注射鼻背后出现的坏死，大概需要 1 年时间跟进观察。

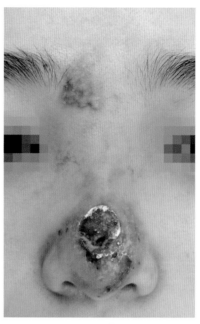

A 术后 4 天。永久填充剂 Perform® 鼻部微整形后鼻尖上出现严重的局部性坏死。因开放性换药形成脓疱和厚的痂，脓疱扩散到皮下层。上面的鼻背动脉和滑车上动脉交接处也发现小部分扩散性坏死。应立即进行清创术和密闭性换药

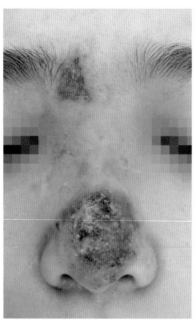

B 第 5 天，治疗前。清创术后在损伤部位最多的地方看见坏死组织

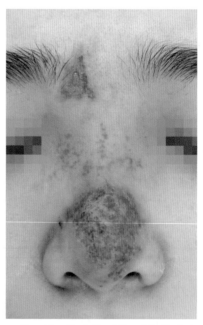

C 第 5 天，治疗后。再一次切除完全坏死的组织

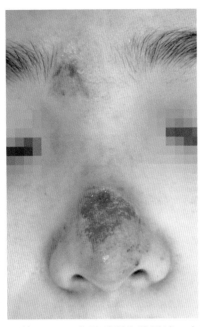

D 第 13 天。在严重损伤的区域，皮下层丢失，周围的皮下层仍然存在。根据皮下层消失程度可预测凹陷瘢痕的程度

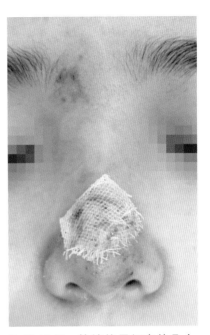

E 第 15 天。持续使用细密的凡士林纱布诱导上皮化生。这时可用干细胞治疗或多脱氧核糖核苷酸（polydeoxyribonucleotide，PDRN）等其他治疗方法一起进行

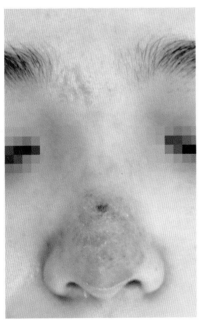

F 第 20 天。取下凡士林纱布后，除了损伤最严重的消失的皮下层部位以外，其他部位被柔软的皮肤组织覆盖

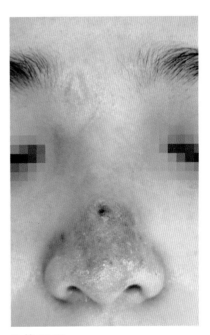

G 第 21 天

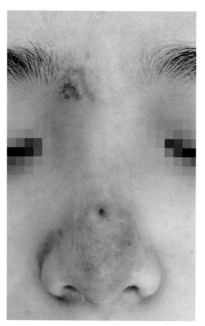

H 第 25 天

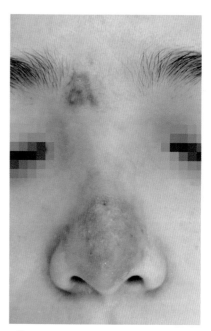

I 第 27 天

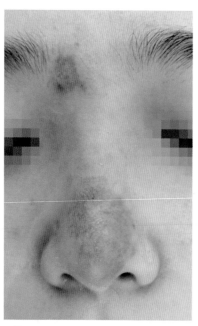

J 第 29 天

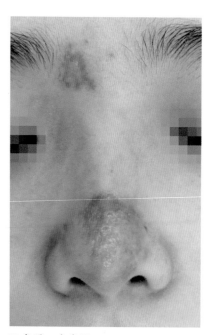

K 术后 1 个半月

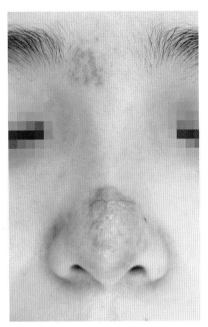

L 第 2 个月。透明的肉芽组织上分布粗的血管

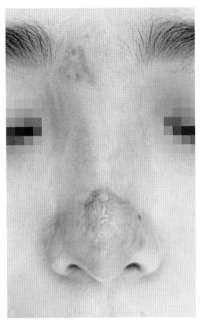

M 第 3 个月。血管再分化

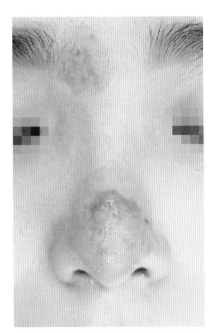

N 第 4 个月。因血管分布变多而引起表面呈深红色

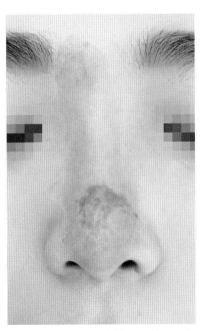

O 第 6 个月。分化为微细血管，深红色变成浅粉红色

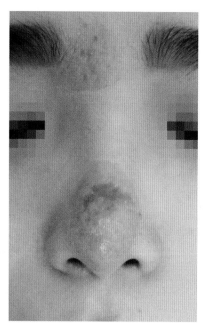

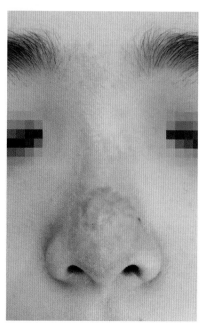

P 第 9 个月。粉红色变更浅

Q 1 年。颜色基本恢复至和周围一样的正常色。以后可进行凹陷部位的脂肪移植等治疗

更换凡士林纱布时使用过氧化氢溶液，尽量避免受损皮肤和贴着的纱布一起被揭掉的情况。虽然受损的组织已经是失去生命力的脆弱组织，但若控制感染的话会达到良好的换药效果。实际上，比较清除组织的治疗组与尽量保持组织的治疗组的疗效，后者更好。另外，凡士林纱布除了湿润换药以外，还具有提供矩阵支架的功能，对不严重的皮肤缺损很有效果（图 3-6，图 3-7）。

（3）急性期后治疗

应急治疗后为了将后遗症最小化，必须向求美者充分讲解。及时进行适当治疗几乎不会出现后遗症，且会完全恢复，即使后遗症产生也是轻微的皮炎和反复性局部脓疱等皮肤损伤时常见的症状。但需要向求美者充分说明炎症后容易产生过度色素沉着且较难治疗，需继续观察。针对色素沉着没有特殊的治疗，6 个月持续注意防晒就可以。未进行适当的治疗或很晚发现会引起凹陷瘢痕、组织缺损、挛缩等重度后遗症，可使用脂肪移植或干细胞治疗等治疗方法。

图 3-7

严重局部性坏死的治疗过程

透明质酸填充剂注射后 36 小时内出现很严重的脓疱和局部性坏死的治疗过程。

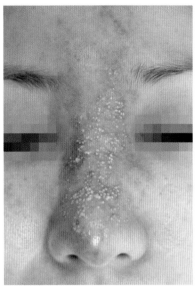

A　术后 36 小时（第 2 天）。术后 36 小时内全面出现脓疱表示局部有很大压力压迫血管，需要积极的治疗

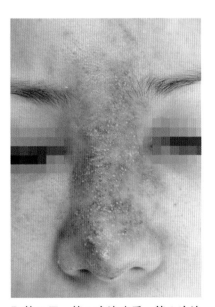

B　第 2 天，第 1 次治疗后，第 2 次治疗前。第 1 次治疗时尽量清理脓疱，但 4 个小时后整体会重新形成。对于这样的严重局部性坏死最重要的就是积极地清理脓疱

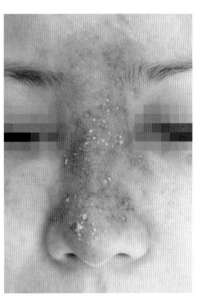

C　第 3 天，第 1 次治疗前。2 天时间第 2 次治疗后再出现脓疱

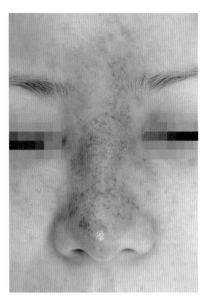

D 第 3 天，2 次治疗后

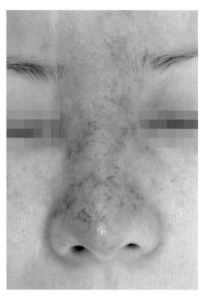

E 第 4 天。及时治疗后不再出现脓疱
时换药减少到每天 1 次

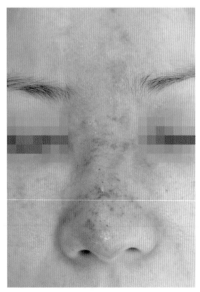

F 第 5 天。周围组织的肿胀和炎症明
显减少

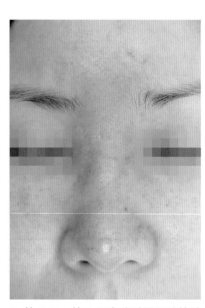

G 第 7 天。第 1 天来院时因严重的脓
疱不能使用透明质酸酶，感染消失后
再进行溶解

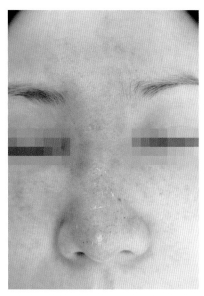

H 第 8 天。在第 7 天透明质酸酶注射后看到填充剂溶解，但因组织反应再次肿胀

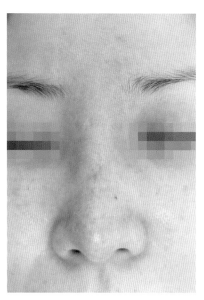

I 第 13 天。组织反应消失后

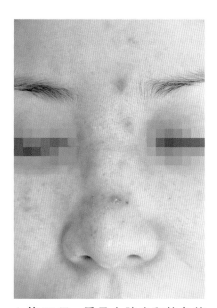

J 第 27 天。看见小脓疱和棕色的 PIH。出现过 1 次坏死的皮肤以后会再出现问题，需要至少 6 个月时间继续观察和治疗

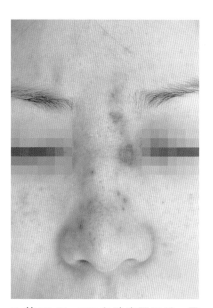

K 第 32 天。PIH 和脓疱更严重。需要继续治疗

（4）禁忌治疗方法

最近，因微整形引起的坏死现象逐渐增加，很多不正确的治疗方法被包装成有效方法，这是很令人担心的事情。未实际研究过填充后坏死而只依靠一些临床经验的治疗方法来宣传是不规范的。

最大问题是对高压氧气治疗的过度依赖。笔者曾多次看到求美者在急性缺血且脓疱扩散的情况下仅反复接受高压氧气治疗而不做其他治疗，最终从轻微的坏死发展成有严重后遗症的坏死。因此，高压氧气治疗应该作为在彻底清除脓疱和适当的湿润换药后的辅助疗法。

同样的问题也出现在干细胞治疗上。干细胞治疗确实是未来医学领域解决许多问题的好方法。但急性期缺血状态的坏死不太适合使用该方法。至少在脓疱不出现的 4~5 天后使用较适合。

同时，皮肤移植方法也会有一定问题。皮肤移植是治疗皮肤缺损很有效的方法，但鼻部皮肤较周围其他皮肤稍独特，草率进行皮肤移植反而会导致伤口变形，所以笔者认为不能进行该治疗。而继续换药尽量保存组织，再从周围皮肤组织覆盖的预后更好（图 3-6）。

最后一个问题，坏死伤口治疗的基本方法是采用密闭性湿润换药法。但经常遇见进行开放性换药的情况（图 3-8）。开放性换药会让伤口表面变干，导致脓液形成硬的结痂，结痂阻挡排脓，会破坏更多的皮下组织。且急性期使用创可贴或再生贴等长期维持且无需换药的用品覆盖伤口也会阻挡排脓，不建议使用这些产品。

此外，很多坏死治疗方法常常错失最佳治疗时间而使结果更严重，故作为辅助方法较好。

（二）扩散性坏死

扩散性坏死是从填充注射的部位开始如分支样扩散的坏死现象。扩散性坏死可分为两种，一种是比局部性坏死更大的血管压迫发生的情况，另外一种是相距很远的脑和眼球走行的血管被栓子堵塞引起栓塞的情况。

图 3-8
鼻尖局部性坏死的治疗

鼻背透明质酸填充剂 Stylage®注射后第 2 天发生的鼻尖局部性坏死的治疗过程。按照滑车上动脉分布部位可见扩散性坏死。

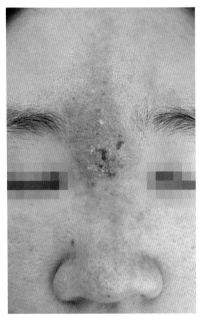

A 注射后第 2 天。看见鼻背局部性坏死及滑车上动脉分布部位上移的扩散性坏死

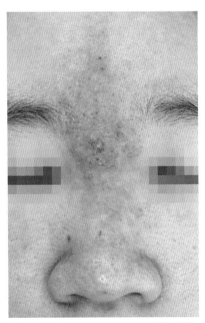

B 第 2 天，第 1 次治疗后。脓疱减少，逐渐好转

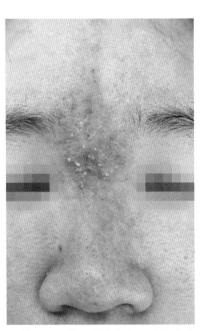

C 第 3 天，第 1 次治疗前。发现脓疱增多。坏死 3 天时间内可以发现治疗 12 个小时后脓疱再增多的现象，必须要做每天 2 次的治疗

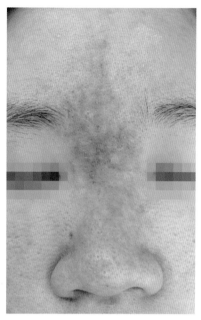

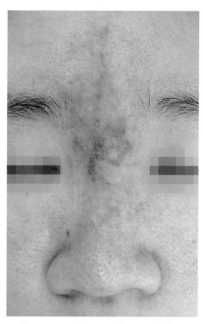

D 第3天，第2次治疗前。脓疱清理后进行正常治疗

E 第4天。脓疱不再出现，换药减少到每天1次

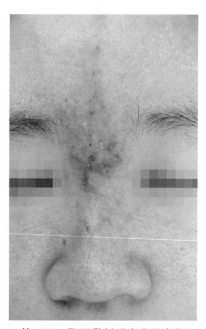

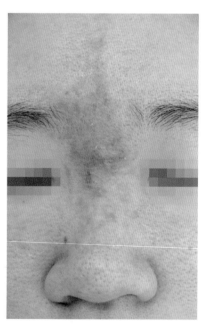

F 第5天。取下敷料观察求美者伤口状态，若湿润换药部位的伤口变干，伤口会更加重。这是一个湿润换药重要性的案例

G 第7天

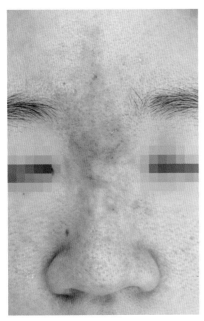

H 第 8 天。正在恢复

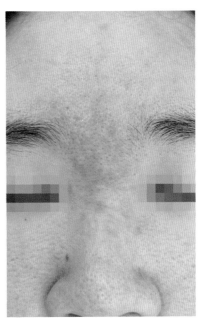

I 第 17 天。只是颜色稍微发红，大部分都恢复

1. 血管堵塞引起的扩散性坏死

该状态的坏死是由皮下层走行的大血管被压迫或堵塞时引起。相比皮下层上部的真皮下血管丛等小血管网，更深层的大血管堵塞更常出现。按照血管的走行分支扩散坏死的特点见图 3-1 和图 3-2。

填充注射时有扩散性坏死危险的血管大部分有解剖学上的固有血管名，主要是鼻唇沟注射时损伤的面动脉和侧鼻动脉（图 3-9），鼻部注射时损伤的鼻背动脉（图 3-10），眉间注射时损伤的滑车上动脉（图 3-11），额头注射时损伤的眶上动脉（图 3-12）等。

针头直接穿透血管后堵塞或压迫的情况很少见。大部分是填充增加周边压力引起的血管堵塞。因此，治疗时应首先尽快降低压力。能溶解的透明质酸填充剂应尽快使用高浓度透明质酸酶大范围溶解。不能溶解的永久性填充或含钙填充等应使用 18G 以上的粗针抽吸进行减压。这时对分支状伤口部位减压没有意义，先确认哪个血管堵塞，再对被压迫部位进行彻底减压并治疗周围伤口。减压以外的伤口治疗和局部性坏死的治疗方法一样（图3-13，图3-14，图3-15）。

2. 栓塞引起的扩散性坏死

用针头或钝针注射的填充剂直接进入血管形成栓子再流到其他远处的部位引起坏死，导致失明或脑梗塞。针头或钝针直接扎入血管或填充剂因压力被推进裂开的血管内的情况都会形成栓子。为了减少风险，用23G以上粗针轻柔注射，避开有血管的部位和层面，注射过程中若破坏血管应立即停止注射，等待止血。如果注射时不慎破坏血管，这时，用手压迫止血的话填充剂会被推进血管内。所以应轻微按压或等到自然止血为止。栓塞引起视觉并发症是很重要的问题，在第4章会详细解释。

图 3-9
侧鼻动脉损伤引起扩散性坏死

鼻唇沟注射后，侧鼻动脉损伤引起扩散性坏死。

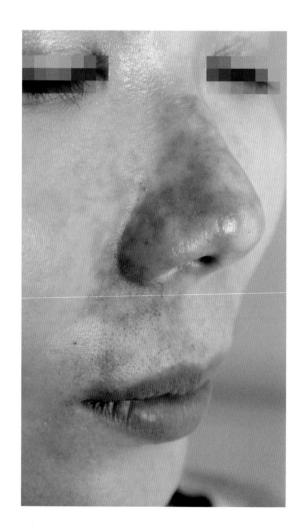

图 3-10
鼻背动脉损伤引起扩散性坏死

　　鼻部微整形后，鼻背动脉被压迫发展成扩散性坏死，连接至滑车上动脉交接处扩散到上方。

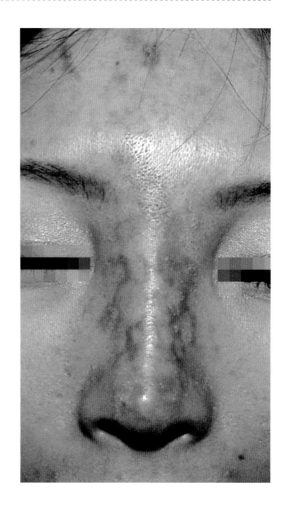

图 3-11
滑车上动脉损伤引起扩散性坏死

　　眉间填充后，滑车上动脉损伤引起扩散性坏死。

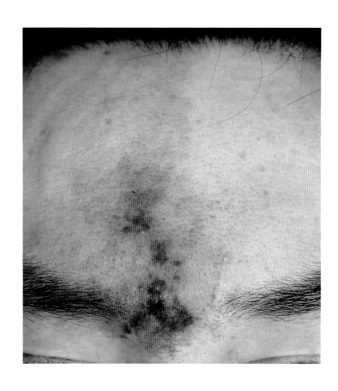

图 3-12
滑车上动脉损伤引起扩散性坏死

额头填充后，滑车上动脉损伤引起扩散性坏死。

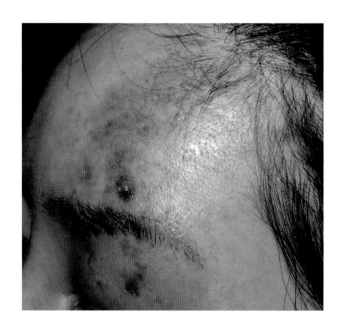

图 3-13
鼻唇沟注射后的扩散性坏死

鼻唇沟注射伊婉 Yvoire® 后立即出现扩散性坏死。发现侧鼻动脉分布部位变白，很快注射透明质酸酶。根据缺血症状扩散程度和影响到周围血管的情况，可判断压迫血管的压力大，初期及时减压治疗后1周内恢复正常。

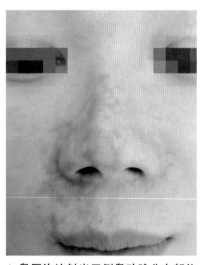

A 鼻唇沟注射当天侧鼻动脉分布部位变白的缺血性现象，应立即注射透明质酸酶溶解，术后6小时转院。侧鼻动脉、上唇动脉、鼻背动脉分布部位也发现皮肤颜色的变化

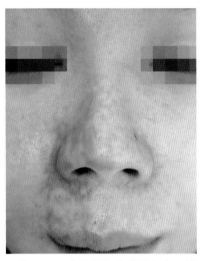

B 第 1 天。皮肤颜色变成粉红色，看起来堵塞的血管正在疏通

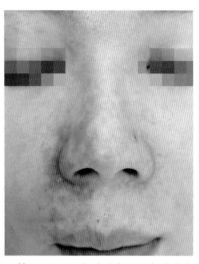

C 第 2 天。48 小时后发现几个脓疱在最大受损的部位形成

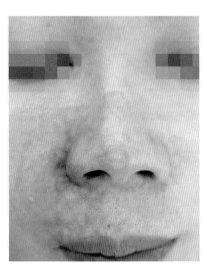

D 第 4 天。周围颜色变化并扩散几个脓疱

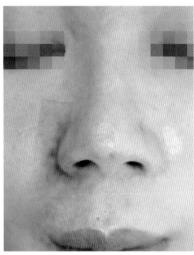

E 第 7 天。缺血症状改善，脓疱消失，色泽恢复

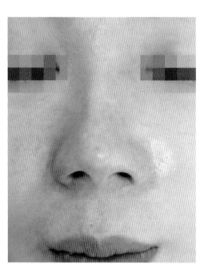

F 第 2 个月。无后遗症且恢复到正常色泽恢复

图 3-14
鼻唇沟注射后的重度扩散性坏死

鼻唇沟注射透明质酸填充剂乔雅登 Juvederm® 后第 3
天出现的扩散性坏死。侧鼻动脉损伤后出现的典型扩散性坏
死。因开始治疗时间晚，已发展成坏死，恢复时间也较长。

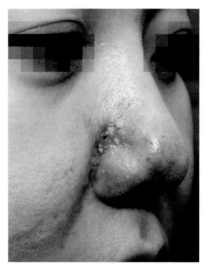

A 注射后第 3 天。仅在侧鼻动脉局限
的部位扩散性坏死但周围组织颜色是
酒红色，可预测到组织损伤很严重

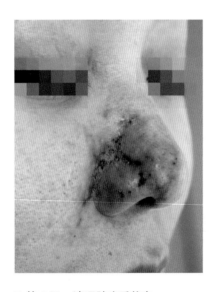

B 第 3 天。清理脓疱后状态

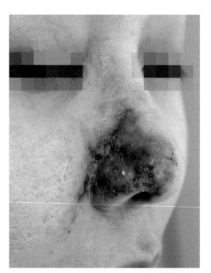

C 第 4 天。颜色变深的皮肤逐渐变成
坏死组织

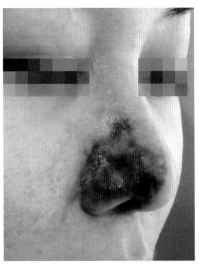

D 第 7 天。加重皮肤坏死后进行真皮层脱水化

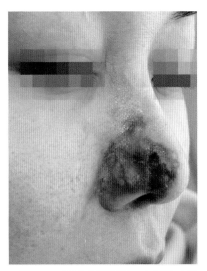

E 第 8 天。脱水化更严重，离侧鼻动脉远的鼻尖部位出现最严重的坏死现象

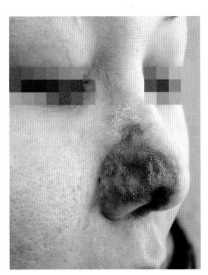

F 第 9 天。最严重损伤的鼻尖部位形成痂皮

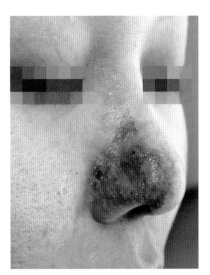

G 第 10 天

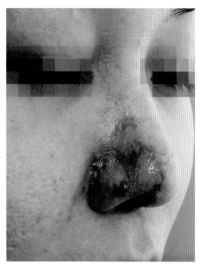

H 第 11 天

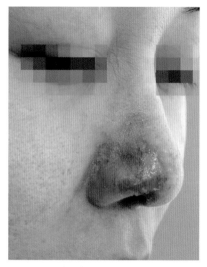

I 第 13 天（肉芽组织切除前）。因肉芽组织延缓上皮化生的部位，应尽快进行清创术切除

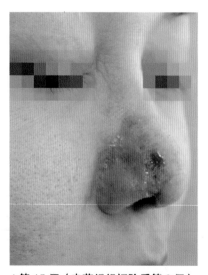

J 第 15 天（肉芽组织切除后第 2 天）

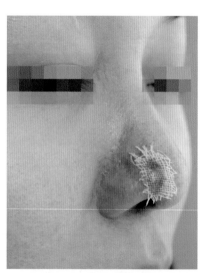

K 第 22 天（肉芽组织切除后第 9 天）。为了使皮肤再生，持续使用凡士林纱布

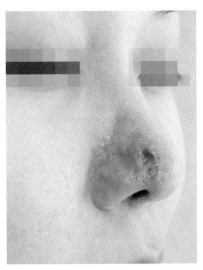

L 第 24 天。进行从周边皮肤开始的
上皮化生

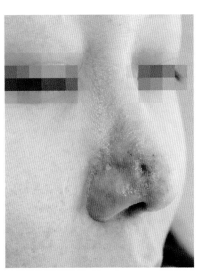

M 第 29 天。减少皮肤缺损

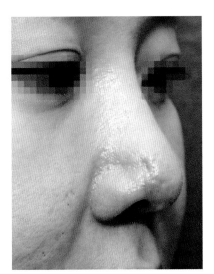

N 第 5 周。长期皮肤缺损引起肥厚性
瘢痕状恢复的状态

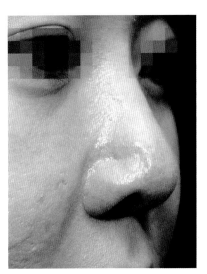

O 第 4 个月。没有瘢痕恢复的状态

图 3-15
眉间注射后的扩散性坏死

眉间注射透明质酸填充剂后第 4 天出现的扩散性坏死。滑车上动脉压迫后形成的典型扩散性坏死。

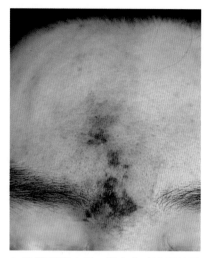

A 注射后第 4 天。滑车上动脉压迫引起的扩散性坏死。开放性换药引起伤口部位变干。周围组织是粉红色且只是局部损伤，可判断为预后良好

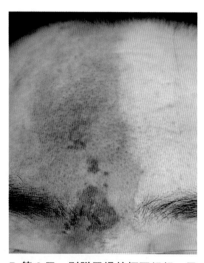

B 第 6 天。剥脱干燥的坏死组织，里面上皮良好，可判断为不会出现坏死引起的凹陷瘢痕。但滑车上动脉（supratrochlear artery）分布部位出现的颜色变化看起来更严重，向求美者充分说明现状让求美者不用太担心

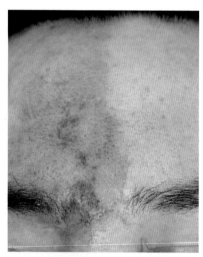

C 第 8 天。在第 6 天看见的滑车上动脉分布部位的颜色变化明显改善，很多部位开始上皮化生

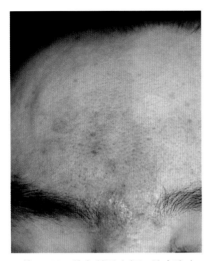

D 第 10 天。恢复效果良好，结束治疗

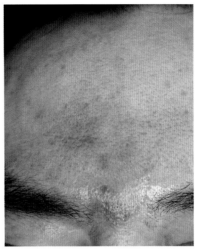

E 第 22 天。除了滑车上动脉压迫的部位以外，其他完全恢复。可判断该部位 3 个月内也能恢复

参考文献

Lemperle G, Gauthier-Hazan N, Wolters M, et al. Foreign Body Granulomas after All Injectable Dermal Fillers: Part 1. Possible Causes. Plast Reconstr Surg. 2009;123:1842-1863

Ono S, Ogawa R, Hyakusoku H. Complications after Polyacrylamide Hydrogel Injection for Soft-Tissue Augmentation. Plast Reconstr Surg. 2010;126:1349-1357

Ozturk CN, Li Y, Tung R, et al. Complications Following Injection of Soft-Tissue Fillers. Aesthet Surg J. 2013;33:862-877

第4章

视觉并发症
Visual Complication

　　注射填充引起的最可怕的并发症是失明，这也是医生和求美者最担心的问题。目前，虽然这种并发症通过什么途径发生人们了解得已经比较清楚了，但经过严格验证的预防和治疗方法却很少。

　　令人担心的是最近的失明现象频频发生。其中一个原因是注射人数增多，但更常见的原因是不准确的操作方法。出现视觉并发症没有很好的治疗办法，但医生对填充注射充分了解和掌握后可以预防这些情况出现。

　　本章介绍失明等视觉并发症的发生原理、症状以及治疗和预防的方法，通过准确了解视觉并发症以减少恐慌感。

一、发生机制

注射填充导致失明是填充剂注射到血管内的压力大于动脉压力时，填充剂经动脉血管逆向流入颅内，当注射压力减小时被动脉血的压力顺向流出堵塞进入眼球的血管而引起。导致失明的血管是颈内动脉的分支眶上动脉、滑车上动脉、鼻背动脉，以及同该血管交通的内眦动脉、侧鼻动脉。颈内动脉在颅内分为五个分支，分别是眼动脉、脑膜前动脉、脑膜中动脉、后交通动脉、脉络膜前动脉（图 4-1）。填充剂逆流到眼动脉相交通的血管不同，出现的症状也不同。眼动脉的走行及分支请见图 4-2。

最严重的情况是逆流程度超过眼动脉，到达供应脑血管的颈内动脉引起脑血管堵塞后出现脑梗塞。局限于眼球出现的情况是填充剂逆流到视网膜中央动脉（central retinal artery）后堵塞，引起很严重的视力损伤。逆流到视网膜中央动脉之前首先从睫状后动脉（posterior ciliary artery）开始封闭，后引起脉络膜的缺血性损伤和血流障碍。在外眼肌分布的血管堵塞时会出现伴随性斜视。损伤程度因逆流深度的不同而不同，从填充剂逆流的部位到末梢均可出现症状。从颈内动脉分出的眶上动脉、滑车上动脉、鼻背动脉分布在额头、眉间、鼻部的皮肤均可发生坏死。观察眼动脉的分支可发现，眶上动脉的分支较滑车上动脉的分支更少，因此，当发生同等剂量的填充剂逆流时，眶上动脉更易逆流到眼动脉，因此也更危险。在下列条件下会发生填充剂逆流：

- 注射部位的血管与颈内动脉相交通；
- 针头直接扎进血管内；
- 能超越动脉血的压力和血管壁的摩擦力的强压注射；
- 达到血管堵塞程度的大容量注射。

那么，注射器的压力是如何超越动脉血压力而逆流而上的？为了更准确地掌握如何避免栓塞，首先要了解填充剂是如何在血管里流动的。

锐针或钝针尖端穿透血管壁后置入血管内，会使填充剂进入血管，或者在血管裂开的情况下按摩和压迫，受损血管周围的填充剂会进入血管并

图 4-1

颈内动脉走行路径

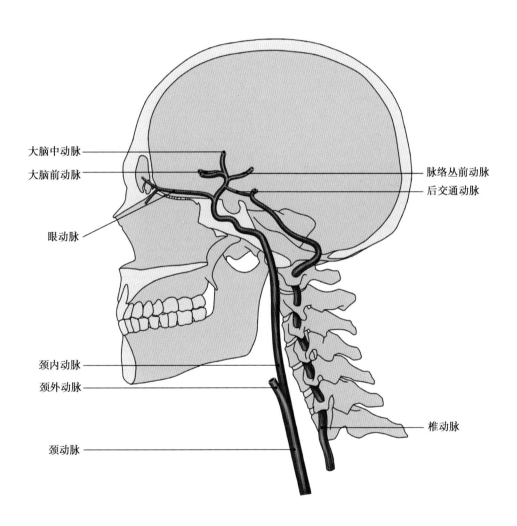

大脑中动脉

大脑前动脉

眼动脉

颈内动脉

颈外动脉

颈动脉

脉络丛前动脉

后交通动脉

椎动脉

图 4-2

眼动脉的走行路径及分支

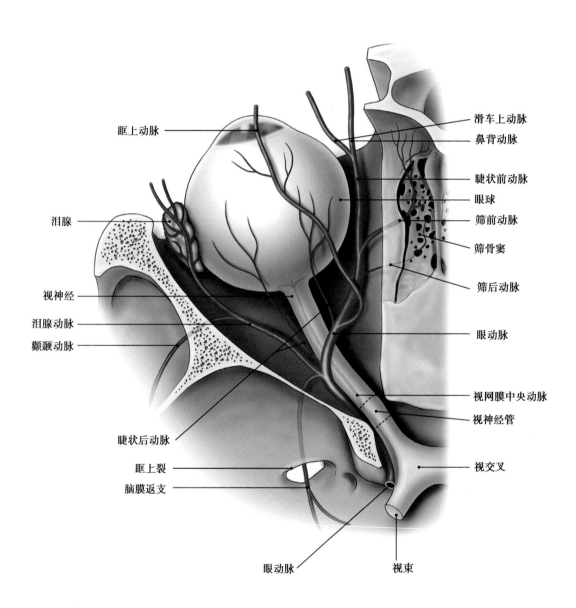

眶上动脉

泪腺

视神经

泪腺动脉

颧颞动脉

睫状后动脉

眶上裂

脑膜返支

眼动脉

滑车上动脉

鼻背动脉

睫状前动脉

眼球

筛前动脉

筛骨窦

筛后动脉

眼动脉

视网膜中央动脉

视神经管

视交叉

视束

逆向移动。首先分析锐针和钝针尖端在血管内部的情况，从尖端出来的压力比血管内部的压力更大时填充剂才会逆流到血管内部。但引起填充剂逆流到眼动脉的压力差也有其他因素。

Lazzeri 提出填充剂从填充部位沿眼动脉逆流 45mm，抵达内径 0.5mm 的血管，此时填充剂因摩擦力等原因发生压力减少。这时的压力相比针尖出来的压力减少 23mmHg，因而会逆传导到眼动脉。比如，针尖出来的 100mmHg 压力传到眼动脉时减少 23mmHg，77mmHg 的压力比细动脉（arteriole）的压力更高，填充剂就会逆流到眼动脉。按血管的大小分，眼动脉归为细动脉，血压是 60~100mmHg。因此，眼动脉血压 60mmHg 时会出现填充剂的移动，眼动脉血压 100mmHg 时不会出现填充剂的移动。

但是该理论并不适用于所有的情况。根据 Egbert 等的理论，直径 0.5mm、长度 45mm 的前提下，注射 0.01ml 时会堵塞从注射部位到眼动脉的血管，但这是以只有一个血管的假设为基础，并没有实际意义。实际上，填充剂会移动到周围的侧支循环（collateral circulation）。且根据帕斯卡定理描述，注射器的直径越大，注入物的压力越小。但这并未考虑医生操作上的可变因素，Coleman 和 Lazzeri 都认为注射器直径越大，精细的操作越难，反而可能导致注射压力增高。

综上所述，如发生逆流则需要满足推注压比动脉血压更强并克服血管壁的摩擦力的条件；针头在血管内注射时，填充剂能推进去表示能克服动脉血压力；接近眼球的部位注射比远离该部位注射更快、阻力更小且更易出现逆流，大部分失明都是在眼球周围注射时出现的。

按针头粗细来评判危险度的话，笔者认为细的针头更危险。很多人认为用细的针头轻轻地注射会降低压力，但其实这时的压力比动脉血压力高。而且用细针头注射时初始压力反而更高，相同容量的注射液用细针注射比粗针需要更大的力量，这样压迫的可能性更大，因此，细针的压力比粗针大。细针穿透血管壁后针头会留置在血管内，所有压力会集中到血管内，因此细针更危险。细针相比粗针的优势仅仅只是相对注射量少一些而已。

同时，面部填充注射时最需要注意的部位是颈内动脉的分支血管分布的部位。滑车上动脉、眶上动脉、鼻背动脉分布的区域最危险，其中，眶上动脉比滑车上动脉在深层分支更多，所以更危险（图 4-3）。与这些血管交接的侧鼻动脉、内眦动脉也要注意（图 4-4）。

图 4-3
面部注射的填充剂引起失明或脑梗塞的途径

引起失明的主要原因是从颈内动脉开始的三个动脉。其中，眶上动脉内注射的填充剂会进到最深部，所以更危险。

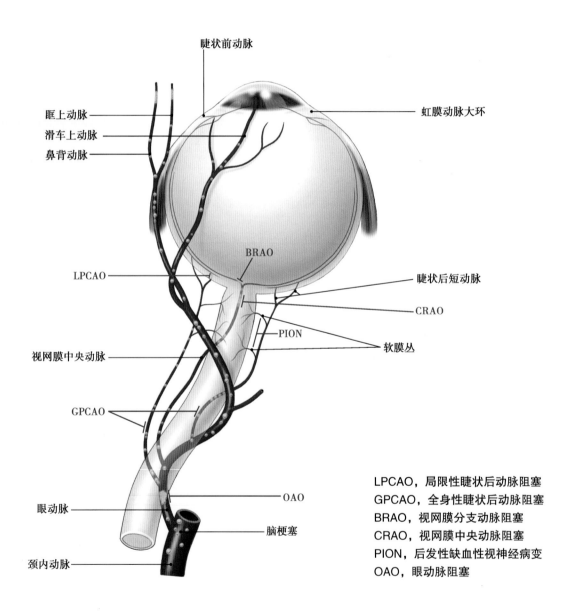

睫状前动脉

眶上动脉

滑车上动脉

鼻背动脉

虹膜动脉大环

BRAO

LPCAO

睫状后短动脉

CRAO

PION

软膜丛

视网膜中央动脉

GPCAO

OAO

眼动脉

脑梗塞

颈内动脉

LPCAO，局限性睫状后动脉阻塞
GPCAO，全身性睫状后动脉阻塞
BRAO，视网膜分支动脉阻塞
CRAO，视网膜中央动脉阻塞
PION，后发性缺血性视神经病变
OAO，眼动脉阻塞

图 4-4
填充剂移动到颈内动脉的路径

进行面部填充注射时，滑车上动脉、眶上动脉、鼻背动脉是最危险的血管，与鼻背动脉连接的侧鼻动脉、内眦动脉等周围血管也要注意。

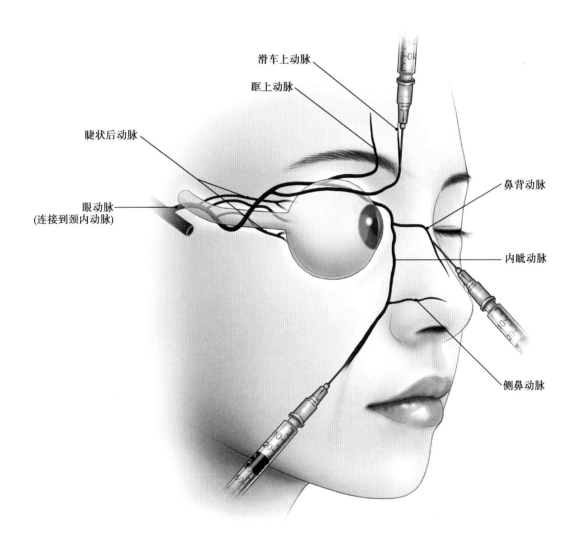

二、症状及发病过程

大部分情况是在填充剂注入后立即出现症状，Ozturk 等人发现，即使不是立即，延迟 10~15 分钟也会出现。最常见的是眼睛疼痛并伴随视力消失，一项对韩国 44 名求美者的调查发现，其中出现视力减弱 37 名（84%），眼睛疼痛 22 名（50%），皮肤病变 17 名（39%），上睑下垂 16 名（36%），按比例从高到低的顺序发生（表 4-1）。另外有些人出现斜视、恶心、周边皮肤颜色变化、1~2 天内伴随局部皮肤的坏死，有的人出现头痛、侧脸部疼痛、视野模糊、发汗等症状，但很少出现伴随缺血性脑卒中。初期出现的症状少部分会有很大好转，视力恢复或好转的案例大部分是初期的视力并没有完全消失而只是部分消失。所以，失明的预后取决于发生初期的视力消失程度。

【表 4-1】 失明的初期症状

视力减退（visual acuity decrease）	37 名（84%）
视野缺失（visual field defect）	6 名（14%）
眼部疼痛（ocular pain）	22 名（50%）
斜视（strabismus）	15 名（34%）
上睑下垂（ptosis）	16 名（36%）
角膜水肿（corneal edema）	8 名（18%）
前房炎（anterior chamber inflammation）	10 名（23%）
瞳孔异常（pupillary abnormality）	5 名（11%）
神经症状（neurologic symptom）	6 名（14%）
皮损（skin lesion）	17 名（39%）

三、原因

容易出现视觉并发症的注射部位在不同的论文里的分析略有差异。

2014 年，韩国视网膜学会调查的韩国 44 名失明患者的分析结果显示，一个部位注射引起的失明 33 名（75%），几个部位注射引起的失明 8 名（18%）。（包括重复部位）眉间出现最多，29 名（59%），鼻唇沟 11 名（25%），鼻部 10 名（23%）（表 4-2）。Ozturk 等人发表的 12 名视力消失的报道里，眉间 6 名，鼻部 4 名，额头 1 名，眼周 1 名，有发现类似的结果（图 4-5）。

【表 4-2】　按注射部位统计的失明的原因

按注射部位的数量	单部位（single site）	33 名（75%）
	多部位（multiple sites）	8 名（18%）
	未知（unknown）	3 名（7%）
注射位置	眉间（glabella）	26 名（59%）
	鼻唇沟（nasolabial fold）	11 名（25%）
	鼻背（nasal dorsum，rhinoplasty）	10 名（23%）

图 4-5
导致面部坏死和视觉并发症的注射位置

用红色标记的几个位置是容易引发视觉并发症的部位。除了眼底部位以外，其他发生病变的部位都是由颈内动脉延伸出来的滑车上动脉、眶上动脉、鼻背动脉的部位。

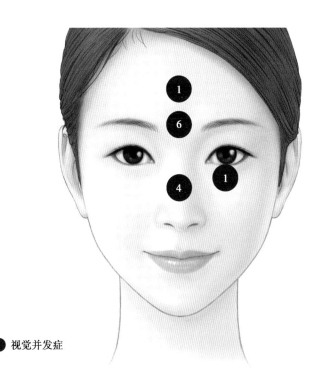

● 视觉并发症

按照注入填充剂的分类可发现，所有种类的填充剂都会出现视觉并发症。韩国 44 名失明患者的分析结果显示，脂肪填充 22 名（50%），透明质酸 13 名（30%），胶原蛋白 4 名（9%），其他 5 名（11%），按顺序出现（表 4-3）。脂肪和透明质酸发生率高的原因与其最常用有关，其他物质包括聚甲基丙烯酸甲酯（polymethylmethacrylate，PMMA）、聚乳酸（poly-L-lactic acid，PLLA）、羟基磷灰石（calcium hydroxyapatite，CaHa）、注射用真皮基质（injectable dermal matrix）、皮质类固醇（corticosteroid）、石蜡（paraffin）、硅油（silicone oil）等。

【表 4-3】 失明原因物质

自体脂肪（autologous fat）	22 名（50%）
透明质酸（hyaluronic acid）	13 名（30%）
胶原（collagen）	4 名（9%）
其他（other）	5 名（11%）

据统计，脂肪移植发生视觉并发症最多的原因是做的次数多且面部几个部位一起操作。脂肪移植是对面部皮肤的所有层进行操作且移植的量较多，引起血管损伤和失明的可能性也较高。

但最近随着填充注射量的增多，填充剂引起的失明的可能性会比脂肪移植更高。填充注射操作方便，因此其比脂肪移植进行的次数更多，但从统计上看失明原因，填充注射却比脂肪移植少，估计与其注射量较少有关。然而，使用相对细的针在眼周、眉间和额头部位填充注射时仍需特别注意。

四、治疗

所有治疗的目的都是尽快恢复视网膜和视神经的血供，尽量保持视力。因阻挡视网膜血液供应 90 分钟后会出现永久性损伤和坏死，所以尽快进行治疗很重要。目前的治疗方法不能改善已经损伤的视神经和视网膜，但改善缺血状态后可以预防视力进一步损伤。

目前的治疗方法如下：

- 前房减压（anterior chamber decompression）：使用针头或锋利刀片进行穿刺，以降低眼压。
- 眼球按摩：降低眼压，增加细动脉血流来清除栓子。
- 乙酰唑胺（acetazolamide）等利尿剂注射：降低眼压增加视网膜血流。
- 卡波金（carbogen）（5%CO_2+95%O_2）吸入：扩展视网膜细动脉，对缺血性组织的供氧增加。
- 高压氧气治疗（hyperbaric oxygen therapy）。
- 皮质类固醇激素（corticosteroid）治疗：全身注射或局部治疗。
- 纤溶酶（fibrinolysis）：全身注射或局部动脉内注射。

但这些治疗方法实际上是否有效各方仍有争议，大多数人认为没有效果。现在有效的治疗方法是欧洲眼动脉溶栓评估组（European Assessment Group for Lysis in the Eye Study）提出的视网膜中央动脉阻塞的标准治疗的五个阶段：

- 局部使用降眼压药（噻吗洛尔，0.5%）。
- 利尿剂（乙酰唑胺，500mg）静脉注射。
- 等容血液稀释血细胞比容（isovolumetric hemodilution–hematocrit）：超过 40 岁的患者抽血 500ml 后联合 500ml 的羟乙基淀粉 15~30 分钟同时注射。
- 10~15 秒按压眼球增加压力后突然松开降低眼压，眼球按摩 3~5 分钟重复一次（也可以使用三面接触镜 three-mirror contact lens 做进出运动）。
- 肝素和阿司匹林（ASA，acetylsalicylic acid）等抗凝剂使用。

普通治疗方法是抗生素、局部/全身类固醇、阿司匹林、外用硝基甘油糊剂、透明质酸酶等几种。据韩国44名失明患者的调查结果显示，除了单纯通过观察以外，最多使用的是前房穿刺术（表4-4）。另外，通过穿刺或注射器吸取清除填充剂、给予钙通道阻滞药、前列腺素静脉注射等方法也会帮助。多种治疗方法复合使用的效果也众说纷纭。比如按摩眼球，有些人担心这样反而会让周围的脂肪或填充剂进入血管内。

【表4-4】 失明的一般治疗方法

观察	13名（30%）
前方穿刺	11名（25%）
动脉内溶栓	5名（11%）
抗凝剂	6名（14%）
皮质类固醇激素治疗	5名（11%）
降低眼内压的药物	4名（9%）

有这么多种治疗方法的原因是目前尚未存在更有效的治疗方法。Lazzeri等人发现，32名患者中只有3名恢复视力，其中1名使用乙酰唑胺，1名使用局部或全身皮质类固醇。但初期对光反射消失的患者都没恢复视力，并不是治疗方法的效果不理想，可总结为按初期损伤程度来决定预后。而且，仅做高压氧治疗或因为未准备治疗药物而更换治疗地点延误时间的话很容易失去治疗时机。所以，平日里利尿剂、局部降眼压药、类固醇、抗凝剂、抗生素等均须提前准备，发现视觉并发症时立即使用急救药，后转到有更好治疗条件的医院较好（表4-5）。

【表 4-5】　应对失明的急救药物

药的种类	皮质类固醇
	眼药（噻吗洛尔）
	0.5% 利尿剂（乙酰唑胺）
	500mg 阿司匹林（ASA，acetylsalicylic acid）

　　无论失明后治疗效果如何，只有积极地治疗才会把未来的问题最小化。视觉并发症容易出现在注射后 10~20 分钟这段时间里，这段时间让求美者在医院内休息，观察其状态没问题后再回家较好。

五、预防

　　预防是最重要且最好的方法。表 4-6 介绍了迄今为止预防失明的几种方法。

【表 4-6】　迄今为止介绍的预防失明的方法

注射前回抽
用最小的压力慢慢注射
不要在同一个部位过量注射，按照注射位置设计范围，再进行少量注射
使用小的注射器
使用细针
少量多次注射
使用钝针
注射前使用血管收缩性药物

*与笔者意见不同的预防方法

　　表 4-6 介绍的现有的预防方法里，注射前回抽是使用得最多的方法，但意义不大。有意义回抽的情况是针头直接穿刺大血管的时候，因为这时回抽的力量不能导致血管萎缩。而更小的血管因负压引起萎缩不可能回抽出来。另外，因填充注射时针头会动，一个部位回抽不能作为绝对性预防

方法。但如果针头注射的部位存在大血管或颈内动脉的分支，如滑车上动脉、眶上动脉、鼻背动脉等与失明有直接相关的血管部位时，一定要做到回抽。用最小的压力注射会更安全这一事实不用再多说，而使用粗针头、小注射器时推注压力最小。但大多数医生都喜欢用细针或能注射的最小针头，这些都会增大注射压力，导致求美者被置于更危险的情况，大家应特别注意。

单点注射和线状注射法各有优缺点。线状注射存在不能避免的注射到针头移动时经过部位的血管内的问题，因此笔者建议使用单点注射。但由于单点注射法在一个部位注射的量较多，所以一定要先确认注射部位有无血管损伤再行推注。确认方法是针头穿刺进去后先不要注射，从注射部位推进去 3mm 后再回退到注射部位的后方等 10 秒以上，确认没有血管损伤后再推到注射部位进行注射。该方法可以确保在没有血管损伤的部位进行注射，且再次注射时不用注射其他层面而直接注射已有填充剂的部位，这样更安全。

注射时，使用血管收缩剂缩小血管直径也是较安全的方法，但此时注射部位周围皮肤会变白，这就难以与注射后血管堵塞时最典型的反应相辨别，需要小心使用。

关于锐针或钝针哪个更安全的问题，按照各自优缺点适当选择就可以。笔者倾向粗针（23G 以上），但大多数人喜欢使用细的钝针。各自优缺点如下：粗的锐针更容易准确扎到医生所需的层面。在医生掌握注射层次的前提下，使用粗的锐针准确扎到相应层次是最正确的方法，所以经验丰富的医生使用锐针较好。但因针头尖端较粗，容易引起血管损伤，特别是多次扎针时会加重血管的损伤和组织的肿胀。使用粗针时，损伤部位的血管更容易被扎破导致肿胀，这是它的缺点，但经过部位的血管被扎破也能起到提前预警的效果，这又是它的优点。使用钝针过程中引起的轻微的血管损伤不易被发现，该情况下注射填充剂会进入损伤的血管内，但使用粗的锐针会避免这种情况的发生。所以比起钝针来讲，针头粗的锐针实际操作更加困难。

钝针比粗的锐针更难注射到正确的层面，因为前端钝的原因进针时不容易直接到达目标层面。但由于血管损伤较少且医生认为针头前端不尖锐相对损伤少，因此使用的人较多。不过一定要考虑到使用钝针时会存在隐性的血管损伤。笔者认为使用钝针进行透明质酸注射隆鼻是最近经常出现失明的原因之一。针头既长又容易弯的钝针前端在鼻根部不能进到骨膜层，反而容易跳层而进入皮下层，那时容易注射到皮下层的鼻背动脉中而导致失明（图 4-6）。

笔者使用 21G 的长锐针注射隆鼻。21G 锐针不容易弯，针头会较准确进到医生所需骨膜上的位置。由于大多数医生对尖锐的针头有恐惧感，还是会首选钝针，但使用钝针时对这些操作需更加注意。虽然前端较钝的钝针有减少血管等重要结构损伤的优点，但也有在组织内前进时不容易进到医生所需的准确层次的缺点。尤其钝针口径越细，越难操作。由于其这样的特点，使用钝针做鼻部微整形时，会增加在鼻根部皮下层的鼻背动脉上注射的可能性，而更可能导致失明。因此，笔者推荐注射技术不熟练的医生使用锐针直接进入骨膜上注射，这是有效预防视觉并发症的方法。

图 4-6
鼻部微整形注射使用长钝针时的注意事项

使用长钝针时一定要考虑蓝线标示的鼻骨的角度。因鼻根的皮下组织比鼻部的其他部位厚，为了使钝针避开血管多的皮下层而直接进到骨膜内，需根据鼻骨的角度在鼻骨与鼻软骨结合处进行适当的操作。

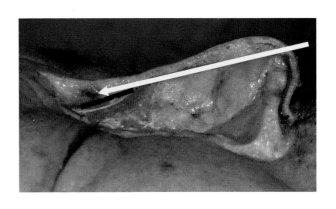

避免在血管内注射的最简单方法是注射时在注射部位到眼内动脉系统的通路上用手压迫，阻断逆流的途径。例如，鼻根注射时用手指用力压迫鼻背动脉的通路，眉间注射时阻断滑车上动脉，额头注射时压迫从眼眶出来的眶上动脉和滑车上动脉，会预防导致失明的大部分逆流（图4-7，图4-8）。

图 4-7

阻断填充剂逆流

预防失明的最简单方法是采用物理的方法阻断路径。用手压迫眶上动脉（黄色）、滑车上动脉（蓝色）、鼻背动脉（红色）的路径，阻断血管后注射可预防填充剂的逆流。

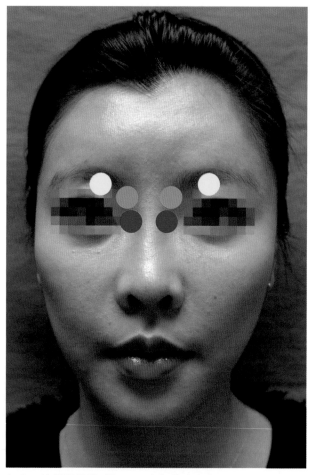

红色　注射鼻根的时候，压迫鼻背动脉走行处
蓝色　注射眉间皱纹的时候，压迫滑车上动脉走行处
黄色　注射额头的时候，压迫眶上动脉走行处（同时压迫滑车上动脉）

图 4-8
阻断滑车上动脉的逆流

为了预防眉间注射时滑车上动脉的逆流，需要压迫血管的位置。

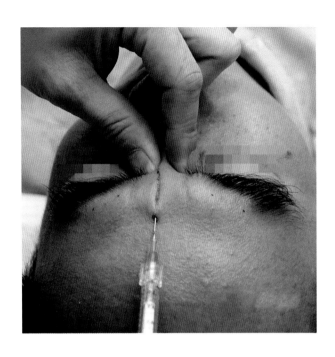

失明预防方法整理内容如下：

笔者推荐的预防失明的方法

- 颈内动脉分出的血管 (滑车上动脉、眶上动脉、鼻背动脉) 的分布部位或与其连接的血管 (内眦动脉、侧鼻动脉) 部位注射时，用手使劲压迫血管的通路。
- 熟知血管的走行，避免注射大血管走行部位的皮下层。
- 使用 23G 及以上的锐针或钝针。
- 用最小的压力慢慢注射。
- 使用小注射器。
- 确认血管损伤后单点注射，适量应用回抽或血管收缩剂。

失明是迄今为止没有确切有效治疗方法的严重并发症。但是，预防方法是较容易掌握且很有效果的，始终牢记并实施预防措施后再进行注射会较为安全。

参考文献

Coleman SR. Avoidance of Arterial Occlusion From Injection of Soft Tissue Fillers. Aesthet Surg J. 2002;22:555-557

Egbert JE, Paul S, Engel WK, Summers CG. High injection pressure during intralesional injection of corticosteroids into capillary hemangiomas. Arch Ophthalmol. 2001;119:677-683.

Kim SK, Hwang K. Surgeon's legal liability of compensation for blindness after periorbital fat grafts. J Craniofac Surg. 2013;24:970-971

Lazzeri D, Agostini T, Figus M, et al. Blindness following cosmetic injections of the face. Plast Reconstr Surg. 2012;129:995-1012

Ozturk CN, Li Y, Tung R, Parker L, et al. Complications Following Injection of Soft-Tissue Fillers. Aesthetic Surgery. 2013;33:862-877

Park KH, Kim YK, Woo SJ, et al. Iatrogenic Occlusion of the Ophthalmic Artery After Cosmetic Facial Filler Injections A National Survey by the Korean Retina Society. JAMA Ophthalmol. 2014;132:714-723

Sahin I, Isik S. Blindness following Cosmetic Injections of the Face. Plast Reconstr Surg. 2012;130:738e